Wenshi Meirong

文饰美容

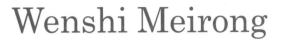

齐如鑫　谭开慧　韩秀萍 ／ 编

U0243741

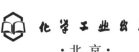

化学工业出版社

·北京·

内 容 提 要

本书分五个章节介绍了文饰美容各个方面的内容。第一章是文饰美容的概念性介绍，以及文饰美容师应具备的知识与素养；第二至第四章分别详细介绍了眉、眼线、唇文饰美容技术，具体包括眉、眼线和唇的生理性特点和功能、设计与文饰的方法、文饰并发症及预防，以及素描及色彩表现技法等内容；最后一章介绍了临床常见的不良文饰处理及修复方法。

本书可作为高等、中等职业院校美容美体艺术专业、美容医学专业、护理专业等教学用书，也可供美容医学各级专业技术人员参考，还可作为专业文饰美容技术培训用书。

图书在版编目（CIP）数据

文饰美容 / 齐如鑫，谭开慧，韩秀萍编. —北京：
化学工业出版社，2020.8
ISBN 978-7-122-36975-8

Ⅰ. ①文… Ⅱ. ①齐… ②谭… ③韩… Ⅲ. ①美容术
Ⅳ. ①R625

中国版本图书馆 CIP 数据核字（2020）第 084630 号

责任编辑：李彦玲　　　　　文字编辑：姚　烨　　　　　美术编辑：王晓宇
责任校对：刘　颖　　　　　　　　　　　　　　　　　　装帧设计：水长流文化

出版发行：化学工业出版社（北京市东城区青年湖南街 13 号　邮政编码 100011）
印　　装：北京宝隆世纪印刷有限公司
787mm×1092mm　1/16　印张 6½　字数 122 千字　2020 年 10 月北京第 1 版第 1 次印刷

购书咨询：010-64518888　　　　　　　　　　　　　售后服务：010-64518899
网　　址：http://www.cip.com.cn
凡购买本书，如有缺损质量问题，本社销售中心负责调换。

定　　价：49.80 元

前　言

从事美容职业教育工作多年，我们曾与近百名文饰美容工作者探讨他们在服务过程中最大的困扰是什么，答案往往集中在"怎样提升自己的审美能力""怎样判断客人喜欢的化妆风格""怎样根据客人的风格而个性化地设计眉型和唇型"等方面。毫无疑问，这些问题都是因为美容工作者缺乏对顾客的分析、自身艺术素养不足，这也直接导致大多文饰美容师只会设计固定的和短时期内流行的眉、眼、唇款式，看似与市场接轨，实为综合职业技能存在多项短板。

文饰美容技术是以人体皮肤表皮为载体的美容造型技术，其形式可分为时尚文身、医疗文身、美容文饰三类。文身和文饰技术同源。时尚文身对操作者的美术功底要求更高；医疗文身需要操作人员具备丰富的皮肤学知识，对技术要求极高；美容文饰则综合了审美、面部五官比例、皮肤基础知识、操作技法等内容。本书中只讲述美容文饰，这也是文饰美容技术的基础与核心。由于行业内的习惯性称呼，书中的美容文饰就概括为文饰美容。

我国文饰美容领域的图书相对稀缺，这给职业院校和培训机构选择教材带来了困难。同时，近几年文饰美容技术发展较快，大多图书内容已严重滞后，而这也正是我们编写本书的初衷。我们力争编写出一本兼具系统性、时代性、技术性和艺术性特点的教学用书。

文饰不是一针一刺的简单操作，而是具有一定的复杂性和技巧性，要求从业人员对皮肤学、护肤、美容美发、彩妆、色彩和艺术等多个领域都要进行研究学习。

　　本书将通过最通俗的语言讲述何种脸型适合何种眉型、何种眼型适合何种眼线、各类五官比例对应的不同唇型、怎样利用文饰美容术弱化顾客五官的缺点（放大优点），以及文饰美容过程中遇到各类棘手问题后的解决办法等。上述所有内容都配有大量实例图片进行概念强化。更重要的是，本书还将教会学习者如何判断顾客脸型、如何对顾客进行性格分析与定位等，通过培养学习者的艺术审美和造型分析能力，提升就业后的市场竞争力和个人价值。

　　另外，本书配备了教学实操视频，二维码扫一扫，随时随地看视频，老师手把手教您，可以让学习更轻松、更高效！

　　本书由北京财贸职业学院齐如鑫、辽宁现代服务职业技术学院谭开慧、辽东学院韩秀萍编写。

　　特别感谢杜莉老师对本书编写的指导和帮助，同时还要感谢参与本书视频制作的金伶老师。另外，本书在写作过程中参考了国家商务部2018年针对美发美容行业的典型企业调查数据，并引用了《2018中国美发美容行业发展白皮书》的调研数据，在此一并表示感谢。

编者

2020年4月

目 录

01
第一章

文饰美容概述

02
第二章

眉文饰美容技术

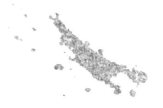

第三章 03

眼线文饰美容技术

04

第四章

唇文饰美容技术

05

第五章

不良文饰的处理与修复

01

第一章

文饰美容概述

文饰是远古"刺青"（文身）的演变，也是一种古老的东方文化艺术，起源大概可以追溯到新石器时代。古时的刺青是用于区别部落及人员的，通过身体和面部的不同文饰颜色与图案来分辨种族、等级、地位。文刺工具是一种尖锐的利器。

现代文饰是在文身的基础上发展起来的。它的基本原理、操作手法及着色技巧和工具，都是由古时文身演变而来的。

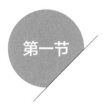

第一节

文饰美容的原理、概念及分类

一、文饰美容技术的原理

文饰美容技术的原理实际上是一种创伤性皮肤着色，是在皮肤原有形态的基础上，用文饰器械将色素植于皮肤组织内形成稳定的色块，由于表皮很薄，呈半透明状，色素通过表皮层，呈现出色泽，达到掩盖瑕疵、扬长避短、修饰美化的作用。刺入皮肤的色素均呈小颗粒状，直径小于1μm，很快被胶原蛋白包围，无法被巨噬细胞吞噬，从而形成了标记或图案。

二、文饰美容技术的概念及分类

文饰美容技术是以人体皮肤表皮为载体的美容造型技术，其形式可分为时尚文身、医疗文身、美容文饰三类。文身和文饰技术同源。时尚文身对操作者的美术功底要求更高；医疗文身需要操作人员具备丰富的皮肤学知识，对技术要求极高；美容文饰则综合了审美、面部五官比例、皮肤基础知识、操作技法等内容。

1. 时尚文身

是以人们的意愿和爱好，在身体体表某个部位文刺出各式的图案。如文字、花纹、鸟兽、图腾等，可文在人体的肩、胸、背、四肢甚至全身。它体现了一种民族风格，代表了某种身份地位，也可作为追求某种信仰的标志，或看作是一种形体美的绘画艺术，将其表现在人体上，反映人的情感与追求。

2. 医疗文身

由某种原因造成的外伤，如爆炸伤、擦伤等，使带色的炭粉、煤粉进入皮肤伤口，愈合后留下明显的外源性色素斑痕。其特点是深浅不一，大小不等。

3. 美容文饰

是在受术者麻醉的前提下，以改善外观、掩饰缺陷、扬长避短、以假乱真、修饰美化为目的，为受术者创造出局部美感和整体之美。常见的文饰美容技术有文眉、文眼线、文唇及其它（文身、文乳晕、瘢痕修饰等）。

① 文眉——在原眉缺损的基础上，经过精心设计，适当文刺，达到自然、真实、可信、持久的美化目的，是文饰美容技术中常见的项目之一。

② 文眼线——亦可称为文睫毛线。因为在正常皮肤生理中没有眼线，而在上下睑缘中有灰线存在，因此，更确切地说，文眼线文出的线条正好是睫毛的投影，以此来加强眼睛明亮有神的程度。文眼线亦是文饰美容技术中常见的项目之一。

③ 文唇——主要由两部分组成，即文唇线及文全唇，使嘴唇达到理想的唇型和唇色，一劳永逸地美化唇部，是文饰美容技术中常见的项目之一。

④ 文眼影——在上眼睑的肿泡部分漂浮文刺浅咖啡色或各种眼影色，达到晕染眼影的效果。

⑤ 文腮红——用胭脂红色系的色素，在面颊部轻轻漂浮文刺，使边界过渡柔和自然，达到淡扫胭脂的修饰效果。

⑥ 文胡须——在胡须稀少和由于某种原因造成胡子缺损的部位上，进行打点式的文刺，用来填补空白、以假乱真。

⑦ 文鼻影或鼻孔内阴影——在鼻根部、缺陷处（鼻孔大小不一）或鼻部整形术后的基础上，进行文刺，以掩饰某种缺陷。

⑧ 文口唇白斑及黑斑——用红色系列色料在唇部缺陷部位进行遮盖性文刺。

⑨ 文头发、文鬓角——根据受术者的喜好与要求，用接近发色的色料进行文刺，以弥补自身鬓角、发际线等不足。

⑩ 文乳晕——用红色系列色料在原乳晕的基础上进行遮盖性文刺，使其黑褐色漂染成粉红色，在颜色上有很大的改观。

⑪ 文美人痣——根据受术者的要求，在适当的部位文刺一颗小小的痣。

⑫ 文瘢痕——用近似本人肤色的色料，在瘢痕局部上反复多次地文刺，达到遮盖瘢痕的目的。

本书中只讲述美容文饰，也是文饰美容技术的基础与核心。（由于行业内的习惯性称呼，书中的美容文饰就概括为文饰美容，特此说明。）

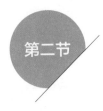

第二节

文饰美容操作应具备的条件

一、文饰美容场所应具备的条件

① 文饰美容项目需要有独立操作间，文饰操作间要求干净、整洁、通风，配紫外线

消毒灯或臭氧消毒机（图1-1）。

② 另配有洗手池，冷、热水，肥皂及纸巾等。

③ 有医疗分类垃圾箱。

④ 配有相应的急救设备。室内有专用工作鞋，严格无菌操作。

⑤ 使用一次性手套、工作服、口罩、帽子。

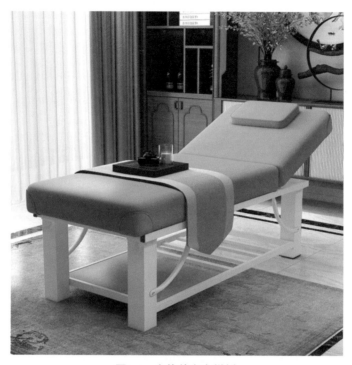

图1-1　文饰美容室样例

二、文饰美容师应具备的素质和条件

（一）外在美素质

外在美素质是指文饰美容师本人的容貌、形体、风度、气质、举止和语言等。因为文饰美容实际上就是一种审美活动，如果从事美容工作的文饰美容师在容貌或形体方面有明显缺陷，或者不修边幅，缺乏一个文饰美容师应具备的职业形象，将会给受术者心理上产生不良影响，容易使受术者产生一种不安全和不信任感。因此，文饰美容师的外在美可以增强受术者和社会人群对文饰美容师的信赖，促进受术者采取同文饰美容师合作的态度，有利于避免差错和减少事故的发生，从而提高文饰美容效果。

外在美素质主要包括如下内容。

1. 自然素质

所谓自然素质，即天赋素质，就是文饰美容师本人容貌和形体上的特点，属于遗传性素质。文饰从业者需身体健康、五官端正，年龄需要达到18岁以上，有正规医疗机构的体检证明。

2. 仪表美

仪表是一个人最先呈现在他人面前的外在形象，是人的衣着、举止、风度、气质、表情等因素的综合统一。如果用一句话概括，就是美好精神内涵的自然外化。对一个人形象的判断，往往最先从其仪表开始，随着交往的增加，认识才得到逐步深化。文饰美容师的职业正是对美的维护、创造和呼唤，其仪表当与职业形象相适应。

① 服装整洁、合体，装束朴素大方，能在一定程度上体现文饰美容师的精神面貌、文化修养，给人以踏实可靠的感觉；

② 举止端庄、文明、有礼貌；

③ 表情亲切、自然；

④ 人格上自我尊重。

3. 语言美

语言是人类交流思想的工具，是意识的物质外壳。文饰美容师的语言美着重体现在以下几个方面。

① 准确。准确是以真实性作基础，表现为概念明确、判断恰当、推理合乎逻辑。

② 简洁。说话的艺术、技巧也能体现美，这也是美容医师的需要。

③ 感情丰富。感情丰富的语言，对听者来说是一种美的享受。

④ 幽默。幽默是语言艺术，有助于调剂精神，促进康复。

（二）内在美素质

内在美主要表现为高度负责的品质、认真踏实的工作态度、忘我的献身精神和精益求精的工作作风，这是保证文饰美容质量的重要条件。内在美俗称心灵美，结合文饰美容师的职业要求来说，就是高尚的医德和情操。

求美者是一群特殊的"患者"，他们都是为了改善容貌上的某些瑕疵或缺陷，增添一定程度的美感而求医。因此，美容是一个较常规医疗更严谨、更精细的门类，它既能给患者带来美的享受和美的满足，也能适得其反，增加受术者的痛苦与烦恼。尤其是文饰美容术的设计与技法，可能决定患者日后容貌的美与丑，精神状态的欢与郁。操作失败即意味着毁容，所以，文饰美容师的责任比一般美容师更为重大，对其内在美素质的要求就更高。

（三）知识素质

文饰美容师应该认真审视自己的知识结构，充实并完善自身的知识体系。要成为一名知识丰富、技术精湛的文饰美容师，就要钻研专业基础知识并融会贯通，这要求从业者不懈地努力，美容专科教育对文饰美容工作者来说尤为重要。文饰美容师应具备一定（高中以上）的文化知识水平，经过人体美学和文饰技术相关知识的培训后，还需经过相关医学知识培训（具有医疗资质者除外）且考核合格，取得培训合格证，进行为期一个月的实习，并在国家工商部门注册后，方可从业。

（四）技能素质

技能素质即动手能力。学习理论知识是为了指导实践应用，不能忽视基本技能的培养和提高。文饰美容运用文饰技术在人体范围内，进行"艺术加工和创作"，项目完成后就是一件件"作品"，要求有很强的技术和技巧。因此，文饰美容师除了应具备一般医学操作技能外，还应加强以下几种特殊能力的培养和训练。

1. 审美能力

艺术鉴赏力，亦称审美能力，是指人感受、鉴赏、评价和创造美的能力。审美感受能力指审美主体凭自己的生活体验、艺术修养和审美趣味有意识地对审美对象进行鉴赏，从中获得美感的能力。审美评价能力指在审美鉴赏基础上，对审美对象的性质、价值、形式和内容等进行分析，并作出评价的能力。审美创造能力指在具备一定的审美感受、鉴赏和评价能力的基础上，运用某种艺术形式和表现技巧，创造美的艺术形象的能力。审美能力是后天培养的，发展审美能力，是审美教育的重要任务。

2. 目测能力

"画家眼睛的目测准确性，往往不亚于器械测量。"文饰美容项目基本上都是靠目测确定，不允许有过大误差。我们虽不可能像要求画家那样要求文饰美容师，但训练准确的目测能力，对提高文饰美容效果无疑是有帮助的。

3. 透视能力

透视是由15世纪中叶意大利画家波尔哥创立的绘画理论和技法，之所以在造型艺术中得到广泛应用，是因为物体由立体到平面，又由平面到立体的转化，都是运用客观的透视规律来完成的。透视包括平行透视、成角透视、斜面透视等。人体是立体的，文饰美容师要想准确把握立体性，并且能够从平面图形中产生明显的立体空间感，就必须借助上述几种透视规律。

4. 素描能力

素描是视觉艺术的基础，它不仅包含比例、结构、轮廓、体面、光影等一系列塑造形体的规律和技法，而且容纳着深刻的美学思想。素描赋予人的思维方式和引发的感性体会，往往决定他的眼睛怎样去观察和体会自然，甚至会影响他一生的审美。广义的素描是对形体的客观认识加上在光线条件下的视觉领悟；狭义的素描是指用铅笔、木炭、钢笔等工具进行基础训练的单色绘画。我们强调美容医师要培养素描能力，主要有以下原因。

① 文饰美容师要亲自绘图，进行文饰美容项目设计，需要用线条来表现形体结构、层次、立体感和质感纹理。理解素描图中大小、疏密、虚实、松紧、黑白的对应关系。

② 严格地说，文饰美容技法本身与素描"三要素"（比例、形体、色调）存在着内在共性规律，素描的许多法则可以供文饰美容师借鉴。例如素描将物体的明暗关系分为"五大调"，即亮部、次部、交界部、暗部和反光部，虽然美容对象并非都要表现出这五大调，但可以说各种文饰美容手法都是在这些基础上的概括和运用。

③ 素描具有突出的表象特征，能轻松地表达到语言、文字所难以表达的内容，在文饰美容教学和学术交流中占有独特的地位。有些问题用语言难以说清，但只要描绘一个简图稍加解释，问题便迎刃而解。结合"即兴素描"讲课，往往得到事半功倍的效果。

④ 素描可以调整和完善文饰美容师的空间知觉能力，引导其从"形"的认识转入"体"的认识，然后重新认识"形"的表达意义。而人体作为不规则的多面体，要求塑造人体美的文饰美容师具备这种能力是很必要的。

⑤ 素描训练还可以提高视觉记忆能力。所谓视觉记忆能力，就是把视觉印象保存在意识中的能力，一个文饰美容师的技术水平，在一定程度上取决于其视觉记忆能力。

5. 雕刻能力

雕刻能力与文饰美容技术的关系更贴近。例如，对文眉切口走向及深浅的把握；对运针力度的控制；对线条形态、突度的技法运用等，一招一式都要十分准确、细微、恰到好处。文饰美容技艺就像绘画一样，有时看起来似乎差不多，但差一笔，就是败笔。训练出精雕细琢的能力，不仅可以提高"作品"质量，而且可以培养全面的视觉感受，建立空间概念，造就用可观形象传递信息的能力。此外，雕刻训练是培养"立体视力"（又称深度视觉，是辨别物体立体位置的能力）的重要手段。

从理论上说，任何一种文饰美容技艺操作，要达到娴熟的程度都是上述五种能力素质融合于一体的结果。

三、文饰美容医学用具

（一）常用的文饰制剂

文饰制剂是一种特制的含有营养素的色素制剂。这种不溶性色素，主要成分是碳素，其次是铁、铜等元素的混合物，其性质比较稳定，并经过严格的无菌处理，符合卫生条件，对皮肤无毒，无刺激性。文饰术施行时，通过手工笔或文眉机器造成局部皮肤组织的机械性损伤，从而使皮肤组织通透性增强，令色料渗透并沉积于真皮浅层组织内，达到使表面皮肤呈现颜色的效果。文饰制剂，一般在使用前要用力摇均匀，利于均匀着色。

常见的文饰制剂有下几种。

1. 文眉液

为咖啡色系列和灰色系列。根据受术者的发色、肤色来决定选择其一系列中的一种或两种以上的颜色，进行调配后使用。咖啡色系分浅咖啡色、卡其棕色和深咖啡色等；灰色系分浅灰色、棕灰色和深灰色等。主要适用于文眉或文眉术后的补色。

2. 文眼线液

为黑色系列，一般与棕色系列调配后使用。根据受术者的发色、肤色来决定选择。一般采用帝王黑色或特黑色，色黑亮，液状或膏状，易挥发干凝，一般与着色剂调配后再用于文眼线。

3. 文唇液

为红色系列，一般采用两种或两种以上的颜色调配后使用。文唇液颜色也略艳丽、鲜亮。一般采用浅红、玫瑰红、桃红、橙红、胭脂红、朱红等系列颜色调配后文唇。

4. 修补液

为自然肤色（肉粉色）系列。此色系列与皮肤颜色接近，用于遮盖文饰后不理想的部位。

（二）文饰工具

1. 文饰机

即电动文饰机，简称"文眉机"，它是文饰技术操作中的主要工具之一，是文饰美容师手中的武器，它的质量与性能直接影响文饰技术水平的发挥。因此正确掌握"文眉机"的功能和使用方法是非常重要的（图1-2）。

（1）工作原理

它是一种小型电动机器，其外形如同较粗大的圆珠笔，并配有稳压电源。机身内有一微型电动机，其转轴上的连杆与卡针器具相连，并带动其运动。"一体式文眉机"可使用新型的一体式针头，"法式文眉机"需要把文眉针插入卡针器具的十字孔内，套上针帽，并调整针露出部分的长短，从而控制刺入皮肤的深浅。当电路接通后，调到所需挡位，按下开关，"文眉机"的针被电动机带动而高速旋转，做垂直的运动以刺破皮肤的表皮，并将特定的文饰药液文刺到皮肤细胞之间的组织内，留下持久的颜色。一般"文眉机"刺入皮肤的深度应在0.5~0.7mm，不应超过1mm。

（2）使用方法

① 将针插入卡针孔内，插牢后，套上针帽；

② 将针尖调整至适当的长度，一般针尖外露1~1.5mm；

③ 选择适当的挡位，挡位越高，转速越快。一般分为1~3个挡位，一般用2挡。

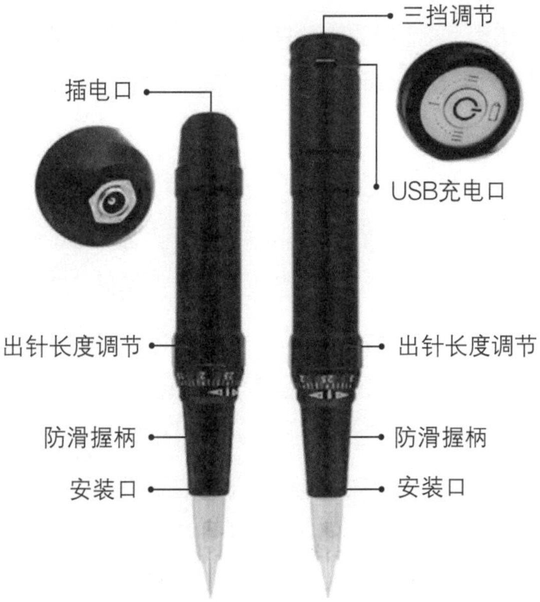

图1-2　电动文饰机

（3）使用注意事项

① 根据该机的性能、型号及术者的熟练程度，选择转速的挡位；

② 针要插牢，以防接通电源后，针从机身飞出；

③ 使用前，应先试机。试机时不可将"文眉机"对着受术者的面部和眼睛，以免意外事故发生；

④ 操作中，最好关机蘸药水，以避免针尖磨损、变钝；

⑤ 三根针、五根针或七根针合为一起的，称为复合针，在文唇或文眼线时使用。

（4）消毒与保养

① 严格执行"一人一针，一杯一帽"制度；

② 操作后，应切断电源，将电源开关置于关闭位置；

③ "文眉机"的机身在用后也应擦拭干净，然后用器械消毒液或用酒精棉球擦拭干净；

④ "文眉机"一般为塑料机壳，故不宜与化学腐蚀剂接触，也不适用高温，更要避免摔落；

⑤ "文眉机"一次连续开机使用时间不宜过长，以免机器过热，造成电机损坏；

⑥ 电源连接线，在缠绕时避免用力折；

⑦ 使用中若出现声音异常、机身抖动、变速开启失灵、飞针等异常故障时，应停止使用，请专业人员检测修理；

⑧ 新机器在使用前先磨合，即空转20～30分钟；

2. 文饰手工笔

文饰手工笔是在古老的文刺工具的基础上发展起来的，把传统的单针改为平行排列的排针或弧形排针，排针的前端与轴线呈约45°角。文饰手工笔可以更换不同功能的针片，手工操作多种文饰项目（图1-3）。

（1）工作原理

文饰手工笔结构简单，成本低廉，排针角度可任意调整，使排针更加灵活方便，而且文刺时手感灵敏，使用起来得心应手，文刺效果好，是使用方便的多功能文饰手工笔。包括笔杆、文饰针排两个部分，笔杆的前段有一开口槽，其前端有夹持排针的夹持头，笔杆前段的尾部有与后段相连接的螺纹，在后段与夹持头之间有一个锁紧套；笔杆前段的夹持头中，垂直于开口槽的一侧有销钉，另一侧有与之相应的销孔。

（2）使用方法

① 将排针插入夹持头内，旋转夹持头锁紧针片；

② 将针片调整至适当的角度；

③ 清洁消毒后，蘸取文饰色料实施文饰项目操作。

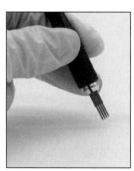 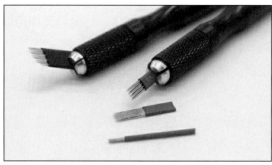 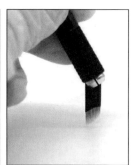

图1-3　**文饰手工笔**

（三）文饰美容医学用具使用要求

① 文饰美容用具应进行彻底的消毒，遵循"避免交叉感染安全第一"的原则。因为文饰操作过程对人体体表有轻微创伤，具有侵入性和创伤性，稍有不慎或消毒不严，操作不当，易形成创伤性瘢痕，感染传染性疾病，产生过敏反应等，所以一定要注意安全。

② 遵循无菌操作原则。文饰操作环境须干净整洁，定期消毒，配有空气消毒的紫外线灯或臭氧消毒机。

③ 物品及文饰部位需要消毒，将这些消毒地方视为无菌区域，在美容文饰手术过程中，施术者只能和无菌区接触，不得和有菌区接触，并保持至美容文饰手术的全部完成。若无菌区遭到污染，就要重新创造无菌环境。

④ 操作前文饰美容师应先对手进行消毒，然后戴上手套、指套。

⑤ 选优质的脱脂棉，用生理盐水浸泡、拧干，做成湿棉片，注意不要太湿，以免影响着色效果。

⑥ 色料架应容易固定并及时清洁消毒，色料杯必须为一次性使用。

⑦ 提前做好文饰器具（文眉机、文针）、色料准备，其中器具必须消毒。一人一针、一份色料，防止交叉感染。

⑧ 从事文饰操作前，文饰美容师要穿一次性无菌服，戴一次性无菌帽、一次性无菌口罩和一次性无菌手套，其操作过程也要做到无菌操作。

⑨ 操作中随时注意卫生，用过的湿棉片要及时清理，保持工作台及周围环境的清洁卫生。

⑩ 无菌辅料及操作用品应包括无菌棉纱、棉片、棉球、棉签、医用帽和口罩、一次性医用床单、一次性医用铺巾、一次性医用手套、一次性医用脚套、专业操作服等。

第三节

文饰美容的基础知识

一、文饰美容的皮肤基础知识

（一）皮肤的作用与外在表现

皮肤不仅是人体的第一道防线，具有防御保护、感觉表情、调节体温、吸收、分泌、排泄、参与代谢和免疫等十分重要的生理功能，而且是人体最大的感觉器官和最引人注目的审美器官。它能传递人体美感信息，使人产生美感。皮肤美感主要从肤色、弹性、光泽、纹理等几个方面来综合判定。

① 符合皮肤美学标准的面部皮肤应该是表皮薄，透明度好，毛细血管充盈度好，血中含氧血红蛋白多，表皮层黑色素含量少，色泽鲜明，表面光滑而富有弹性。

② 皮肤纹理细腻（皮沟浅，皮丘小，毛孔及汗孔细小），有光泽。

③ 皮肤表面光滑，无污秽、斑点、赘生物等瑕疵。

④ 皮肤所含水分、脂肪比例适中，富有弹性。

⑤ 皮肤末梢神经感觉正常，对冷、热、痛等刺激反应灵敏。

⑥ 皮肤的附属器——毛发、指甲、毛囊、汗腺、皮脂腺发育良好。毛发生长该多的

部位则多，该稀少的部位则稀少；指甲光泽亮丽，无缺损，无病变；汗腺、皮脂腺分泌正常，保证了皮肤的代谢、色泽及弹性。

中国人全身皮肤为棕黄色，且透着红润。若皮肤不论是局部或全身出现萎黄、发紫、发青、发白等，则可能有皮肤病或全身性疾病；若出现水肿、萎缩、瘢痕、丘疹、结节、肿块则属非健康皮肤，不是有全身性疾病，便是有局限性皮肤病。

（二）皮肤的结构与功能

皮肤由外向内共分为三层，由表皮、真皮和皮下组织构成，并与其下的组织相连。与文饰有关的解剖层是表皮与真皮。皮肤的面积，成年男性约为$1.6m^2$，成年女性约为$1.4m^2$。皮肤包括皮下组织在内的重量为体重的14%～16%。不同部位的皮肤，其厚薄不一，不包括皮下组织，其厚度为0.5～4mm。眼睑、乳房和四肢屈侧皮肤薄，掌跖及四肢伸侧等处皮肤较厚。

1. 表皮

表皮是最外层皮肤，覆盖全身，有保护作用，平均厚度为0.07～2mm。表皮内没有血管，划伤后不会出血，但有许多细小的神经末梢，感知外界刺激产生触觉、痛觉、冷觉等。表皮由外向内可分为五层：角质层、透明层、颗粒层、棘层、基底层。表皮的各层实际是处于角化过程中不同阶段的细胞。基底层的基底细胞是表皮细胞的来源，它不断产生新细胞，并逐渐向皮肤表层推移，一个基底细胞从产生到最后变成皮屑脱落大约需要28天。

① 角质层：角质层是表皮的最外层，由4～8层扁平无核的角化死细胞构成。细胞排列紧密，对人体起保护作用。

② 透明层：透明层位于角质层下，只有手掌、足底等部位的皮肤才有此层，其它部位的表皮中没有透明层。

③ 颗粒层：位于透明层之下，由2～4层菱形细胞构成，这些细胞是还没有角化的细胞，具有防止水分和电解质通过屏障的作用。这层细胞受损，会有组织液渗出。受损能被细胞修复，因此不会留瘢痕。

④ 棘层：是由4～8层带棘的多角形细胞构成，是表皮中最厚的一层，细胞之间的棘突相连，细胞间隙中有组织液为细胞提供营养。

⑤ 基底层：基底层位于棘层之下，是表皮的最下层，与真皮波浪式相接，由基底细胞和黑色素细胞构成。基底细胞是圆柱状，单层排列，它直接从真皮乳头层毛细血管吸收营养，具有分裂繁殖能力，基底细胞分裂后产生新的子细胞，当基底细胞被大量破坏以后，表皮就丧失了自身的修复功能。因此，基底层受损较深会形成瘢痕。

2. 真皮

真皮位于表皮之下，由大量纤维结缔组织、细胞和基质构成，并含有丰富的血管、淋巴管、神经、腺体等，皮肤中的纤维组织使皮肤具有良好的柔韧性和弹性。真皮可分为上、下两层：上层为乳头层，下层为网状层。乳头层位于真皮浅层，排列方向不定，内含丰富的毛细血管网和感觉神经末梢。网状层位于真皮深层，排列方向与皮肤表面平行，交织成网状，此层含有丰富的血管、淋巴管、神经、汗腺等。

3. 皮下组织

皮下组织位于皮肤深层，其厚度为真皮层的5倍，主要由大量的脂肪细胞和疏松的结缔组织构成，含有丰富的血管、淋巴管、神经、汗腺和深部毛囊等。

二、文饰美容的无菌操作及消毒灭菌技术

（一）灭菌和消毒的区别

灭菌：是经过处理后，物品上不存在任何微生物，包括致病菌和非致病菌。灭菌的词义是绝对的，是指消灭细菌，达到完全杀灭或完全除去，即无菌状态。只有灭菌和不灭菌的区别，没有相对灭菌这个概念。

消毒：是杀死物品上很多或几乎接近全部微生物，这个名词是相对的。消毒的结果是部分有效或高度有效，这种不同有效程度是取决于细菌的种类、数量和消毒剂本身具有的杀菌能力等因素的。在实际使用中，消毒比灭菌更为常用。消毒用于不需要达到灭菌的物品，或不需要采用灭菌方法，只需消毒便可达到预期效果的情况。例如，要求医务人员的手或患者皮肤达到灭菌是不实际的，由于皮肤深部有寄生细菌，要达到完全消灭是不可能的，因此用化学消毒剂消毒手，只能使手上细菌减少，达到消毒，不能称为灭菌。

外科伤口感染的细菌大部分是非芽孢菌，因此在手术前处理外科医生的手和患者手术部位的皮肤，只要采用能杀死细菌繁殖体的消毒剂进行消毒即可。

（二）无菌操作和消毒在文饰术中的重要地位

在文饰术中，无菌操作和消毒的重要性比一般外科手术更甚。因为外科医生给患者做完手术后，若偶有感染，经消炎治疗等痊愈后，仍称是治疗成功。若在实施文饰术时发生了感染，即使是轻微的感染，也会令美容局部红、肿、痛、热，甚至形成疮、皮肤溃烂，而这些美容局部多是显露在外，不得不让人看到的。这必然给求美者的心灵造成更大的痛苦，也与文饰美容的目的背道而驰。本来文饰术是去除或掩饰求美者的不足之处，塑造、突出或增加其动人之处，让其能与常人一样生活或者使求美者容貌更加美丽，更具青春活力。美容局部的感染可能使这些均化为泡影，甚至在这些部位留下瘢痕，造成永久的印记，变成终身的遗憾。若是做好了文饰术的无菌操作和消毒，就可大大减少甚至杜绝上述

情况的发生，完全达到文饰术的目的。因此，无菌和消毒在医疗美容中的地位是相当重要的。

（三）文饰美容师的无菌观念

作为一个文饰美容师，对无菌观念的理解也应为其素质之一。我们认为，作为一名合格的文饰美容师，应注意如下问题。

① 外界环境生长着各种各样的微生物，其中部分是致病的、有害的。微生物虽小，借助仪器仍能看到它。不管肉眼观察物体如何干净，其上仍有大量微生物。从医疗美容角度看，未消毒的美容室、美容制品表面、求美者的衣服和皮肤、文饰美容师的衣服和体表均存在大量微生物。

② 美容手术需要彻底的无菌，因此应该竭尽全力去做好。但也要明白彻底的无菌，仍然具有相对性，只要达到将有害微生物的数量减少至无害程度即可，并不要求杀灭一切有害微生物。

③ 一经消毒的无菌物品或者手，就要被视为无菌区域，在美容手术过程中，施术人只能和无菌区接触，不得和有菌区接触，并保持至美容手术的全部完成。

④ 若无菌区遭到了污染，就要重新创造无菌环境，不可马虎了事。

⑤ 美容的效果不佳，可能与无菌操作和消毒未做好有关，应弄清后设法予以补救。

无菌操作非常重要，它是由一系列工作所构成的。其中包括美容诊室的布置、各种器械物品的消毒方法、文饰美容师操作前的准备、洗手的方法、穿戴消毒手套和消毒衣、美容部位皮肤的准备、铺消毒巾等，每个环节均不可忽视。

（四）文饰美容术的感染途径及其防治对策

文饰美容术的感染来自多方面，现将感染途径及其防治对策叙述如下。

① 医疗美容诊室不洁。不洁环境里，空气中和地面均有众多微生物，其中部分是有害的。若这些微生物落在进行美容部位的皮肤上，就可能造成感染。其防治办法是选择清洁、光亮、通风良好的房间作为美容诊室。其内保持适当的温湿度，定期用紫外线对房间进行消毒。地面最好为水磨石，并定期喷洒来苏水消毒。

② 求美者皮肤上原有微生物的侵入。任何人皮肤上原本就都存在微生物，求美者当然也不例外。如未能将皮肤消毒好或是对已有皮肤感染的局部施行文饰术，就可能造成感染或感染扩散。防治的措施是局部皮肤有感染者不得美容；任何一个求美者美容前应清洗皮肤；文饰美容师操作时应先对其进行皮肤消毒。

③ 医疗美容器械或用品的污染。因这些物品均要接触美容部位，若它们已被微生物污染就会造成感染。其防治措施是根据情况对医疗器械或用品进行各种消毒。

④ 美容师将微生物带入。美容师的皮肤、头皮、口腔和衣物均可能存在有害微生物，对它们不加防范则必定造成感染。防治的办法是美容师进行操作时应戴帽子、戴口罩、用流动水洗手后戴手套。

⑤ 求美者之间的交叉感染。一位求美者用过的器械或物品用于另一位就可能造成交叉感染。其防治措施是采用一次性物品或专物专用。文饰术时要一人一针、一人一杯。

（五）文饰美容常用的几种消毒灭菌法

消毒灭菌的方法很多，文饰美容常用到如下几种。

1. 物理消毒灭菌法

① **高压蒸汽消毒灭菌法**。这是一种效果最可靠、最安全的消毒法，最为常用。此法适用于缝合材料、美容器械、敷料及玻璃器皿。硅胶美容制品也可采用此法灭菌。但对不耐高温的塑料、橡胶器材，蒸汽无法透入的凡士林、油类、粉剂及锐利性易受影响的美容手术刀、剪最好不用。具体操作时应注意：排除消毒灭菌器的空气；合理计算灭菌时间；物品包装和摆置要合适；控制加热速度；预先处理消毒物品；防止蒸汽超高热；安全操作等。现高压蒸汽消毒灭菌器种类较多，一定要看懂说明书，照操作规程办事。医用高压指数为104～137.3kPa，温度为126℃；家用高压指数为127.5kPa，温度为124℃，时间均为30分钟。

② **煮沸消毒法**。现多作为特殊情况下替代高压蒸汽灭菌法的应急措施。消毒时间应自水沸开始计算，一般需15～20分钟。对肝炎患者污染的器械与物品，应煮沸30分钟。加入碳酸氢钠可以防锈；当浓度为1%时，沸点达105℃，还可促使微生物死亡，缩短消毒时间。用此法消毒时应注意：消毒前洗净物品，易损坏的要用纱布包好，棉织品一次放置不宜多，中途不得加入新的污染物品，消毒后倒掉水，利用余热烘干物品，防止再污染。

③ **干热消毒灭菌法**。此方法是利用电热或红外线烤箱高热烘烤进行灭菌。适用于玻璃、陶瓷等器具以及不宜用高压蒸汽消毒灭菌的明胶海绵、凡士林、油脂、液体石蜡和各种粉剂等物品。不耐高热的物品则不宜用。一般是将物品用适当容器装好放入烤箱，用170℃密闭加热60～90分钟或用160℃加热120～150分钟，待冷却后取出。用此法应注意物品包装不宜过大，摆放的物品间应有空隙，粉剂和油脂不宜太厚，器械应先洗净，消毒后应待温度降至40℃以下时再打开柜门。

④ **紫外线消毒法**。此法常用来对美容诊室进行空气消毒。每10～15m²房间装30W紫外线灯管一支，每次照射40～120分钟。注意应定期照射，并定期检查紫外线灯管的照射强度，强度过低时应更换紫外线灯管。

2. 化学消毒灭菌法

（1）医疗美容所用的许多器械均非常精细，不便使用前面所述的物理消毒法，而常采用消毒防腐剂浸泡的方法。

比较常用的消毒液有：

① 40%的甲醛液——可浸泡精密器械；

② 煤酚皂溶液——可浸泡刀、剪、针；

③ 1‰硫柳汞酊——可浸泡义骨、塑料等；

④ 1‰防锈新洁尔灭溶液——可浸泡刀、剪、针等；

⑤ 1‰洗必泰溶液——可浸泡锐利器械等；

⑥ 75%的酒精——可浸泡刀、剪；

⑦ 40%甲醛加高锰酸钾——使之汽化，用于物品及室内空气消毒；

⑧ 器械消毒液——配方较多，特点是灭菌能力强，防锈，无（或很少）腐蚀作用，可用于消毒金属锐利器械，如刀、剪、针等，浸泡时间为30～60分钟。

★配方一：碳酸氢钠15克、液态酚15毫升、甲醛20毫升、蒸馏水加至1000毫升。

★配方二：液态酚20毫升、甘油266毫升、95%乙醇26毫升、蒸馏水加至1000毫升。

★文饰美容室内的家具、门窗、地面可用2%～5%以上溶液拖擦或喷洒。

（2）文饰美容的皮肤消毒最常用的方法有以下四种。

① 碘酊消毒法：碘酊为含碘2%、碘化钾1.5%、乙醇64%的水溶液，可用于皮肤消毒，消毒后用75%酒精脱碘，以防长期作用损害皮肤。

② 酒精消毒法：美容师用流动水洗手后可用浓度为70%的酒精溶液消毒，一般轻轻洗5分钟以上。对求美者皮肤消毒则用75%的酒精。

③ 1‰新洁尔灭溶液消毒法：用于皮肤消毒，此法局部刺激症状小。一般用于文眉、文眼线、文唇时的皮肤消毒。

④ 环氧乙烷：早期曾用于皮肤消毒，但现主要适用于各种物品，主要是怕热、怕潮的物品，特别适用于各种精密仪器的消毒。

三、文饰美容的麻醉技术

（一）文饰术中常用的麻醉方法

麻醉的目的就是消除病人手术疼痛，保证病人安全，为手术创造良好的条件，是进行手术的重要措施。美容医师在施术前应根据受术者的身体情况，施术的部位、大小、时间长短等来选择麻醉效果好、受术者安全、副作用小、简便易行的麻醉方法。

麻醉方法的种类是多样的，但在文饰美容技术中应用较广的是局部麻醉中的表面麻醉、浸润麻醉、区域阻滞等三种方法。

① 表面麻醉——将穿透力强的局部麻药直接施用于黏膜表面，使表浅神经末梢受阻滞。根据操作方法的不同，又分为喷雾法、填充法、涂抹法、点滴法。只能用于黏膜，对皮肤没有效果（不能使皮肤的感觉完全消失）。

② 浸润麻醉——在局部分层注射局部麻药，使局部的神经末梢受阻滞，此法是文饰技术中最常用的方法之一。

③ 区域阻滞——局部区域阻滞的简称。将局部麻药注射于手术区的四周和底部，以阻滞手术区进入和传出的神经干和神经末梢，手术区可得到完全的麻醉作用。

无论临床上选择何种麻醉方法，麻醉开始前都要准备好麻醉用具、药品及急救设备。在进行麻醉时，都要严格遵循麻醉操作规程，保证麻醉效果、术中安全与术后顺利恢复。

（二）文饰术中常用麻醉药的使用方法

① 普鲁卡因（奴佛卡因）：毒性低，局部浸润麻醉效果好，是目前应用最广的局部麻醉剂。盐酸普鲁卡因的水溶液，为无色透明，酸性（pH为5～6），若与碱性物质相遇，产生白色沉淀。

② 利多卡因（赛洛卡因或锡洛卡因）：为无色透明水溶液，pH为6～7。化学性质稳定，遇酸、碱不会分解破坏。

利多卡因在肝内由微粒体酶所裂解，约10%从肾以原形排出；约7%由胆汁外排。由于利多卡因具有较强的弥散力和组织穿透力，所以与普鲁卡因相比，利多卡因的麻醉范围可能较广，麻醉深度（指感觉阻滞程度及运动功能受影响的强弱）亦较大。它还能用于表面麻醉，如静脉点滴，像普鲁卡因一样，能起全身性止痛作用，持续时间较普鲁卡因稍久。

利多卡因迅速吸收入血，有时可能出现嗜睡、无力，甚至记忆缺失等症状。血内浓度到达中毒水平，就会发生惊厥，随后中枢抑制；如浓度继续增加，低血压及心动迟缓，直至心搏骤停，都能出现。如多次反复应用，可产生快速耐药性（表1-1）。

表1-1　利多卡因的其它特性

脂/水分离系数	2.9	
血浆蛋白质结合	64%	
PKA	7.8	
麻醉性能	2～3	
麻醉药毒性	2	
一次最大麻醉用量	300毫克	随不同应用而有出入，如用作表面麻醉，以200毫克为安全；浸润麻醉时，可适当放宽至500毫克（须加用肾上腺素）

续表

	0.25%	用于浸润麻醉
合适的浓度	0.5%	浸润麻醉、静脉麻醉
	1%	神经阻滞、骶麻
	1.5%	硬脊膜外麻醉（少数可用2%）
	2%	（亦可用4%或5%），表面麻醉；也可作为文饰技术中的应用
起效时间	1分钟	硬脊膜外麻醉较慢
作用持续时间	1.5～2小时	表面麻醉，可持续30～45分钟；局部浸润约1～1.5小时；如加用肾上腺素，可延长30%～50%

③ 丁卡因（地卡因）：盐酸丁卡因，为白色结晶粉末，水溶液的酸碱度pH为3～6。其化学稳定性较普鲁卡因差，放置较久，自行分解。遇碱性物质或消毒灭菌药，都会失效。丁卡因吸收入血，经肝脏代谢，又被血浆中的假性胆碱酯酶所水解。血内浓度达到中毒水平时，出现惊厥、昏迷、呼吸停止及心搏骤停。

丁卡因具有良好的表面麻醉作用，能使黏膜充血，但不影响眼压，也不损害角膜上皮。1%丁卡因的药效，相当于10%可卡因的药效（表1-2）。

表1-2 丁卡因的其它特性

脂/水分离系数	8.9	
血浆蛋白质结合	75%	
PKA	8.1	
麻醉性能	8	
麻醉药毒性	8	
一次最大麻醉用量	75～100毫克	注射应用
	30～40毫克	黏膜表面麻醉
合适的浓度	0.5%～1%	表面麻醉，眼部及鼻、咽部
	2%	用于直肠、肛门的黏膜表面麻醉；在文饰技术中应用
起效时间	5分钟	
作用持续时间	2～3小时	

（三）局部麻醉剂的毒性反应、过敏反应和治疗方法

1. 毒性反应

使用局部麻醉药的剂量太大，浓度过高或麻醉药误入血管，都可引起不同程度的毒性反应。其中毒症状如下表1-3。

表1-3　中毒症状

分度	中枢神经系统	循环系统	呼吸系统
轻度	躁动不安、头痛、恶心、呕吐，颜面、小指等小肌颤动	脉搏加快，血压下降或上升，皮肤苍白	呼吸次数及深度增加
中度	惊厥（抽风）	脉搏增快、血压升高	皮色青紫，呼吸困难、加快
重度	肌肉瘫痪，反射消失，昏迷	循环衰竭，脉搏不能触及	呼吸衰竭，皮色苍白、发绀

2. 治疗方法

（1）轻度

① 吸氧；

② 肌内注射巴比妥类药物；

③ 血压下降时可肌内注射麻黄素20～30毫克或静脉注射10～15毫克。

（2）中度

① 人工呼吸；

② 静脉缓慢注入2.5%硫喷妥钠2～5毫升，至惊厥停止时立即停药，以免注入过多严重抑制呼吸；

③ 输液。

（3）重度

① 气管内插管人工呼吸；

② 肌内注射麻黄素（用法同前）；

③ 去甲肾上腺素2毫克加入5%葡萄糖液200毫升静滴。

3. 过敏反应及防治方法

个别受术者对局麻药有过敏反应，症状与毒性反应不易区别，但过敏反应较毒性反应的症状出现更迅速，而且麻醉药用量小，也可出现过敏反应。如出现过敏反应后，应立即停止给药，治疗方法与毒性反应相同，但要告诫受术者以后不能再应用此种局部麻醉药。

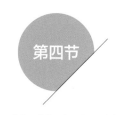

第四节

文饰美容与美学

一、美学与审美

美学是文饰美容的要素之一。

1. "美"的概念

美，既是美学领域中最基本的概念之一，又是日常生活中的一种最常见的现象。它在不同的应用环境中有着不同的含义。在日常生活中，美泛指两种含义：一是当人们在一定的情感条件下感受到某种诱发人感官愉悦的物质形式，这时往往赞其"美"；二是当他人感受到某人的一种良好的伦理表现时，也赞其"好"，即一种"善"。从广义上说，"美"是一切真、善、美在人的直觉中的高度集合。

2. 美感与医学美感

美感，简单地说就是审美过程中最初形成的一种审美感觉，即感知对象（审美客体）在人们头脑中的一种创造性反映，其特点是赏心悦目、心旷神怡、和谐宜人。它是人类所特有的一种社会心理现象。美感也可分为狭义和广义。狭义的美感就是指审美感受；广义的美感则泛指审美意识活动的各个方面和各种表现形态，包含审美感受、审美趣味、审美能力、审美理想等。

广义的美感概念的核心也是审美感受。因此，通常人们将美感理解为"审美感受"。

那么，什么是医学美感？医学美感是指医学审美主体在医学审美活动中产生的一种情感上的有助于身心健康的愉悦和乐趣。

医学美感与一般美感的不同点主要在于：

① 具有特定的审美主体——医者、患者和健康人群。

② 具有特定的审美目的——防病、治病，增进健康，延年益寿，提高生命质量。

③ 具有特定的审美环境——医学审美环境。

④ 具有特定的审美实施手段——医学技术手段与一般审美手段的结合。

3. 形式美法则

形式美包括"外形式"和"内形式"两个方面。外形式指材料的线、形、色、光、声、质等外形因素；内形式是上述因素按一定规律组合起来，以完美表现内容的结构形式。

形式美通过人的感官给人以美感，引起人的特定想象和情感时，它就成为审美对象。

一般认为，形式美是按一定的格调和法则表现出来的，诸如对称、均衡、和谐、整体性、节奏、黄金分割、多样统一等。

① 对称。中外各种古代建筑、教堂、庙宇、宫服等都有以"对称"为美的基本要求。人的形式构造的布局，在外部形态上也是对称的。人体骨骼以脊柱为中线，垂直于地面，支撑着头部和身体；脊柱两侧连接延伸的骨骼的形状和数量也是对称的；人的四肢、五官及其排列，肌肉的走向等也是对称的。

② 均衡。对称的事物基本上是均衡的，也有些物体并不一定对称，但它仍然很美，那就是因为它还符合"均衡"的法则。例如，人体内的某些脏器虽不对称，但很协调，不会使人产生畸轻畸重的感觉。

③ 和谐。审美对象各组成部分之间处于矛盾统一之中的一种相互协调的状态，其基本要求是对称、均衡、相互呼应和衬托，色彩调和悦目或音调悦耳动听。

④ 整体性。任何一个形象体系，无论人体或艺术作品都必须具备整体性的原则，所谓"美中不足"，就是整体性受到破坏的一种表现。

⑤ 节奏。节奏是客观事物（包括大自然中的各种现象、人的生命和社会生活）或艺术活动中的一种符合规律的、周期性变化的运动形式。在现实生活中，人的呼吸、脉搏、血压等生理活动都是一些生理节奏，一旦改变人的生理节奏就会在一定程度上引起其情感节奏的变化；相反，人的生理节奏也往往受到心理情感变化的影响。艺术节奏是建立在人的生理节奏和心理节奏基础之上的，当音响、线条、色彩、形体等艺术节奏与人的生理、心理节奏相吻合时，就会引起欣赏者的生理感受或心理活动的相应变化，从而导致审美发生。

⑥ 多样统一。古希腊的毕达哥拉斯学派揭示了"黄金分割"，但他们同时认为美是多种比例关系和对立因素和谐统一的结果，即所谓"寓变化于整体"。"多样统一"的法则是对对称、均衡、整齐、比例、对比、节奏、从主、参差、变幻等形式法则的集中概括，它是各种艺术门类必须共同遵循的形式美法则，是事物发展的对立统一规律在人的审美活动中的具体表现。

二、文饰美容设计原则与技巧

在现实生活中，任何人的面部都不可能完全符合美的标准，或多或少带有某些缺陷，而文饰美容工作的一项重要内容就是对面部进行必要的矫正和修饰，以求达到生动、和谐和美丽。设计文饰美容方案时，首先要观察面部五官比例，那么什么是面部及五官的美的标准呢？自古以来，椭圆脸形和比例匀称的五官被公认为最理想"美人"的标准。

（一）面部整体比例关系

人的面部不仅拥有形式美的基本要素，而且还具有形式美最精确的比例。面部轮廓，以左、右鬓角发际线间距为宽，以额头发际线到下巴尖的间距为长，构成一个黄金矩形。黄金矩形是指宽与长之比等于或近似于0.618的长方形。比例恰当、左右基本对称的面部才让人觉得漂亮。鼻子是面部的中心，它上承额部，下接口唇，对五官的和谐起着重要作用。面部的线条美和立体感都以鼻部为中轴线，从侧面看，鼻部的轮廓线从鼻根至上唇占有面部的两个"S"形曲线，这种线条感正是容貌美的要素。

人的体貌特征千差万别，特别是不同年龄、不同性别、不同人种的整体比例都很难有统一标准。人的五官位置和形态特征各有差异，当前美学家用黄金面容分割法分析标准的面部五官比例关系，五官的比例一般以"三庭五眼"为标准。"三庭五眼"是对脸型精辟的概括，对面容化妆有重要的参考价值，也是中国古代总结出来的描绘人的脸部美的比例基准。

1. 三庭

所谓"三庭"，是指脸的长度，即由前额发际线到颏部分为三等份，故称"三庭"。"上庭"是指前额发际线至眉骨的距离；"中庭"是指眉骨到鼻底线的距离；"下庭"是指从鼻底线至颏底线的距离（图1-4）。

2. 五眼

所谓"五眼"是指脸的宽度比例。从正面看，以眼睛长度为标准，从左耳孔至右耳孔把面部的宽度分为五等份。两眼的内眼角之间的距离应是一只眼睛的长度。事实证明"三庭五眼"的比例基本符合我国人体五官外形的比例（图1-4）。

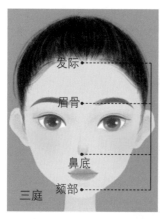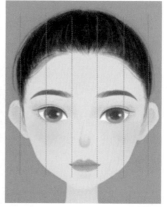

图1-4　"三庭五眼"的面部五官比例

从"三庭五眼"的比例标准可以得到以下结论："三庭"决定着脸的长度。其中鼻子的长度占脸部总长度的三分之一；"五眼"决定着脸的宽度，两眼之间应有一只眼的距离。事实证明，"三庭五眼"的比例关系完全适合人体面部五官，面部的这一对应关系成为文饰美容设计的基本依据。

（二）面部局部比例关系

1. 眼睛与脸部的比例关系

眼轴线为脸部的黄金分割线，眼睛与眉毛的距离等于一个眼睛中黑色部分的大小。眼睛的内眼角与鼻翼外侧成垂直线（图1-5）。

2. 眉毛与脸部的比例关系

眉头、内眼角和鼻翼两侧应基本在人正视前方的同一垂直线上。眉梢的位置在鼻翼和外眼角连线的延长线与眉毛相交处（图1-5）。

3. 鼻子与脸部的比例关系

黄金三角是指底边与腰之比等于0.618或近似值的等腰三角形，其内角分别为36°、72°、72°。人体具有三角形特征的部位很多，仅集中在人脸部的黄金三角，就有三个（图1-6）。

① 鼻部正面：是以鼻翼为底线与两眉间中点构成的一个黄金三角形。

② 鼻部侧面：是以鼻根点（两内眦角连线中点）为顶点，鼻背线（鼻根点和鼻尖的连线）与鼻翼底线构成的一个黄金三角形。

③ 鼻根点与两侧嘴角：是以嘴角连线为底线与鼻根点构成一个黄金三角形。

鼻部轮廓以符合黄金矩形为美，即以鼻翼间距为宽，以眉头连线至鼻翼底线间距为长，构成一个黄金矩形，且此矩形位于面部轮廓黄金矩形的正中央部位。鼻部宽度是鼻翼间距正好等于内眼角间距，鼻梁宽度为两内眦角间距的三分之一。

4. 嘴唇与脸部的比例关系

嘴部轮廓比例：当面部处于静止状态时，以上唇峰至下唇底线间距为宽，以两嘴角间距为长，构成一个黄金矩形。标准唇型的唇峰在鼻孔外缘的垂直延长线上，嘴角在眼睛平视时眼球内的垂直延长线上。下唇略厚于上唇，下唇中心厚度是上唇中心厚度的2倍；嘴唇轮廓清晰，嘴角微翘，整个唇形富有立体感（图1-6）。

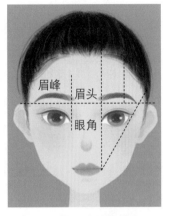

图1-5　**眼、眉与脸部的比例关系**

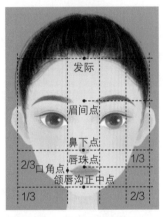

图1-6　**鼻、唇与脸部的比例关系**

三、文饰美容的心理与沟通咨询

文饰美容师可以通过美学的标准参数为顾客带来具体化的美，但气质美却是需要从心理学的角度诱发的。一个好的文饰美容师不但能让顾客美得具体，更能让顾客美得有韵味。但是，要做到这点，就要针对不同的顾客来进行心理分析，同时还需要在文饰前、文饰中、文饰后对顾客进行及时的心理疏导。

俗话说"爱美之心，人皆有之"，对美的向往和追求是人类的天性。因此，让人能够变得越来越美的文饰，与心理学也有着一种天然的联系。通过文饰心理学的运用，能使文饰美容师了解求美者的心理状况及其诉求。

通常，可将顾客心理现象分为四个类型：完美型、纠结型、焦虑型、认知偏差型。

1. 完美型

完美型的顾客是接待沟通难度最大的，这类人群往往重视逻辑，凡事都喜欢精益求精，对美的要求更是如此。在他们的内心，有一把美的标尺，凡事都以超高标准来要求自己，甚至特别注重细节，力求完美。

（1）表现形式

① 要求文饰做到完全对称，比如两个眉型完全对称；

② 要求文饰的线条完全一致，比如文眉时两眉的线条排列走向完全一致；

③ 做完文饰后每天不停地照镜子，找"瑕疵"。

（2）针对完美型心理现象的疏导方法

① 引导顾客接受"不对称美"。从科学美学来讲，每个人的眉毛、眼睛、鼻子、嘴、左右脸型等都是不完全一样的，正是如此才有不对称的个体美。全世界找不出完全对称的眉毛，因为眉骨高低也不一样，而且眉毛附着在表情肌上，表情肌也不完全对称。

② 引导顾客树立"没有最好，只有适合"的理念。例如：每个人生来都是最特别的，外貌、气质、性格等因素都是各有不同的，文饰美容师要根据每个顾客的不同，设计属于个人的眉型等，在这点上只有适合，没有最好，不能按部就班，一概而论。

③ 正确认识缺憾和瑕疵。美丽的感知是来自全方位的，不可能因为一个局部改变人对事物完整的感觉。一旦进行文饰后，出现点小瑕疵，也不会影响整体效果，一定要正确对待，换种角度看，这样也才是最自然的。

2. 纠结型

纠结型的顾客，其实也就是俗称的选择恐惧症（或选择困难症）。这类人群往往对于选择的事物来回对比，犹犹豫豫，不知所措。在他们看来，总觉得这个样子也好，那个样子更好，面对选择时会表现得异常艰难。

（1）表现形式

① 设计了多款眉型，一会儿确定要这个眉型，一会儿确定要那个眉型，难以决定，存在选择性障碍。

② 每次刚做完眉毛没多久，就想换别的眉型，觉得另外的眉型会更漂亮。

（2）针对纠结型心理现象的疏导方法

① 文饰美容师要与顾客建立沟通信任的关系。只有加强彼此之间的沟通，对顾客的审美需求有所了解，再深入了解顾客纠结的根源，同时技术人员对设计进行分析后，给予专业建议，并说服顾客选择适合自己的眉型。

② 可以有多位技师为顾客提供设计方案。多一些选择风格，对于纠结型顾客来说，可以进行不同的对比尝试，让其更快做出选择，并且内心是满意的，有限的选择只会让他更纠结。

③ 寻求陪同人员肯定。顾客最好选择亲友陪同，在他犹豫不定，不知如何取舍的时候，给予果断的建议与肯定。

3. 焦虑型

焦虑型的顾客，又称回避型顾客，表现为没有事实根据，也无明确客观对象和具体观念内容，却提心吊胆和恐惧不安，有持续和广泛的紧张忧虑感。这类人群生活中惯于夸大潜在的危险，以回避某些活动。

（1）表现形式

① 术前：多数曾经历过或看到过文饰美容失败案例，对未知的文饰术后效果产生焦虑心理，担心文饰效果失败，因此难以和操作技师建立良好的信任关系。

② 术后：文饰术后，这类顾客在恢复期稍有不适，比如皮肤轻微发痒、脱痂、局部缺色等问题，都会产生怀疑、担心、焦虑，甚至质疑技术水平，猜测是否操作失败，而影响自己的工作和生活。

（2）针对焦虑型心理现象的疏导方法

① 术前：让顾客参与文饰过程，带其观摩与其自身条件相似的文饰案例，提供直观参考，增强客户信心，设计环节采用模仿文饰针法的设计方法，解除对未知效果的恐惧，建立自信和对他人的信任。

② 术后：提前告知顾客（文饰术前告知书）术后反应，以及解决措施，及时进行术后关怀，帮助顾客渡过恢复期。

4. 认知偏差型

所谓认知偏差，是指人们根据一定表现的现象或虚假的信息而对他人做出判断，从而出现判断失误，或判断本身与判断对象的真实情况不相符合。对于文饰的认知偏差型顾客来说，就是对自己本身的外貌条件认知有所偏差，过于自信或自卑。

（1）表现形式

① 不认同和不接受任何专业建议，对自己的审美过度自信，与常规审美偏差较大。文饰美容中一切都要求技师必须按其审美意愿来完成。

② 无论设计了多少种眉型，这类顾客总坚持与别人对比，总觉得别人的设计更漂亮。

③ 个别顾客表现为：客观上是瘦长脸形，但自认为是圆脸形；客观上是右眉高，自认为是左眉高。

④ 不考虑自身条件，要求做得和某某明星一模一样。

（2）针对认知偏差型心理现象的疏导方法

① 帮助顾客树立正确的审美观，形成良好的求美心理状态。对于自己的外貌条件要做到正确认知，接受事实，不能盲目自信或自卑。

② 引导顾客正确的求美行为。纠正认识偏差，消除心理障碍。

③ 适当拒绝。比如，现在十分流行的"一字眉"，如果有顾客提出要做这样的眉型，文饰美容师也要根据个人的脸型、五官等分析设计，看其适不适合做这样的眉型，这样做出来的是否和谐美丽。如果顾客不适合做这种眉型，就要学会拒绝，告诉顾客每个人基础不一样，我们每个人都是世界上唯一的，美丽是没有流行标准的，只有适合自己，才是最美的。

第二章

眉文饰美容技术

眉毛，古人称为"七情之虹"，春秋战国时期，女性就已经开始通过画眉来修饰眉型。到了汉代，《西京杂记》中写到："司马相如妻文君，眉色如望远山，时人效画远山眉。"至唐玄宗时期，眉型种类更是多达十种之多，由此可见眉的重要性。我们在眉文饰美容技术中无法完全改变脸型、眼睛、嘴唇等部位，但是，我们完全可以重新塑造眉毛。

第一节

眉的形态、功能与分类

一、眉毛的形态

眉是位于眼眶上缘，起自眼眶的内上角，沿着眶上缘至外上角止，向外略呈弧形分布生长的毛发。眉的内侧端称眉头，外侧端为眉梢，眉头近于直线状，眉梢细略呈弧线状，弧线的最高点称眉峰。眉头与眉梢之间称为眉腰，大多数人的眉腰在整根眉毛中的色彩最深。

1. 眉毛的生理结构

眉毛的自然生长规律是由一根根短毛，分上、中、下三层交织相互重叠而成。眉头部位的眉毛斜向外上方生长，色淡而宽阔。眉峰至眉梢部分基本一致斜向外下方生长，眉毛较浓密且毛长重叠，大体是上列眉毛向下斜行，中列眉毛向后倾斜，下列眉毛向上倾斜生长。由于眉毛上述长势和排列，使眉头颜色重于眉梢，而眉腰颜色最深。

画眉毛时，一定要根据眉毛浓淡变化规律，才能使眉毛显得真实而生动。眉毛的高低、长短、粗细、色泽、颜色的深浅，眉峰的明显程度与形状等都因人而异，会因人的种族、性别、年龄及遗传因素而有很大的差别。一般来说，儿童的眉毛较短而稀，成人较密而色黑；男性眉毛较粗宽而密，女性则窄而弯曲。老年男性眉毛可增长变白，俗称"寿星眉"，而老年女性眉毛则容易脱落且变得稀疏。

眉毛属硬质短毛，密度为50～130根/cm²。面部许多表情肌与眉部可以活动的皮肤相连，所以眉毛可被牵引向上、向下或向中线活动。

眉头的色泽深浅与全身色素代谢有关，其中尤以与丙氨酸、酪氨酸经过代谢而形成的黑色素关系密切，因此，平时多食用蔬菜、豆类制品可增加眉毛的黑度。病理状态下如白化病、白癜风、斑秃、原田病甚至交感性眼炎等可使眉毛部分或全部变白。

2. 眉部的组织结构

眉部结构从表及里可分为五层：皮肤层、皮下组织层、肌肉层、肌下蜂窝组织、颅骨膜。

（1）皮肤层

厚而且移动范围大；布有丰富的皮脂腺、汗腺，有大毛囊并与肌纤维相连。眉部皮肤与头皮一样，与浅筋膜紧密连接，皮肤生有浓密的硬质短毛。

（2）皮下组织层

此层像头皮一样有少许脂肪和许多纤维组织。其表面与皮肤、下面与肌肉均紧密连接。故当眉毛运动时，皮肤、皮下组织和肌肉皆在肌下蜂窝组织上移动。

（3）肌肉层

由纵行的额肌纤维、横弧行的眼轮匝肌纤维和斜行的皱眉肌及降眉肌纤维组成。来自额肌的纵行纤维，向下附着到眉的皮肤，混入眼轮匝肌和皱眉肌纤维中，收缩时使眉毛上提，协助提上睑肌增大睑裂，故眼睑下垂时额肌收缩可致耸眉，额纹加深。临床上常可用额肌力量来矫正睑下垂。在面部表情方面，额肌被形象称为"注意肌"。当惊讶、愤怒、恐怖、忧郁以及所有带有注意成分情绪变化时，额肌则发生收缩。如果眉上提、眼睑半睁则显示出专心的表情。

① 眼轮匝肌纤维（眶部）环行排列，其作用为向下牵拉眉部，以协助眼睑闭合。

② 皱眉肌是一块较深层的肌肉，位于眉内端，为额肌、眼轮匝肌所覆盖。皱眉肌起始于眉脊的内端，向上向外，斜行穿过其前方的肌肉，附着于眉中部的皮肤。肌肉的作用是将两眉向鼻根部牵引，于内眦上方形成隆起，在额下部正中，形成两条特殊的纵行短沟。皱眉肌常与额肌内端、降眉肌联合收缩，使眉呈现出特殊的倾斜位。在表情方面皱眉肌的收缩表示烦恼、不高兴、痛苦，在小儿啼哭时表现最为明显。

（4）肌下蜂窝组织

向上与头皮相应层次相连接，向下连接于上睑眶隔的眼轮匝肌之间。此层疏松，在临床上行额肌组织瓣制作治疗上睑下垂手术时，易于经此层将额肌与骨膜分离。

（5）颅骨膜

是一层致密纤维结缔组织，覆盖于骨表面。

3. 眉的神经、血管、淋巴管分布

眉的运动主要受面神经颞支所支配，其感觉受三叉神经的额神经支配。眉的血管中动脉主要为眶上动脉和颞浅动脉分支；静脉有内侧入眶上静脉或内眦静脉，外侧入颞静脉。眉的淋巴管内侧沿面静脉引入颌下淋巴结，外侧引入眼腺淋巴结。

4. 眉毛的功能

① 眉毛具有保护眼睛的作用。眉毛是保护眼睛的一道天然屏障，能够防止来自眼睛上方的汗水、雨水、灰尘、异物的刺激，对眼睛有很好的保护作用。

② 眉毛具有美观的作用。中国自古以来各时、各代、各地女性眉型皆趋时翻新、千姿百态，眉型反映出当时女性的审美观和爱美之心，不同的眉型表现不同的情态，使脸更具立体感。秦朝流行"蛾眉"；汉代崇尚"八字眉"；唐代以柳叶眉和弯月眉最受青睐；明清则以纤细弯曲的眉毛为美并延续至今。

③ 眉毛可以强化面部表情。挫折时愁眉不展，顺利时眉开眼笑，得意时喜上眉梢，

腾达时扬眉吐气,爱恋时眉目传情,老年时慈眉善目。没有了它,人会失去表情,七情六欲难以显现。

④ 眉毛可以表露个性。眉毛粗短者,容易急躁;眉毛细长者,性格温柔;眉距宽者,胸怀宽广;眉间窄者,多狭猜疑。

⑤ 眉毛可以一定程度上反映人体健康状况。《黄帝内经》云"美眉者,足太阳之脉血气多,恶眉者,血气少也。"眉毛浓密,则气血旺盛、身强力壮;眉毛稀疏,则气血衰弱;脱眉少毛,未老早衰;眉梢枯焦者,则男性神经衰弱,女性月经失调。

二、常见的眉型

1. 平眉(图2-1)

眉头、眉峰、眉梢基本在同一直线上,显得自然整齐,青春中充满帅性。

2. 直眉(图2-2)

直展的眉头、眉峰、眉梢基本在同一斜线上,眉梢明显上扬,女性有此眉型彰显刚强的个性。

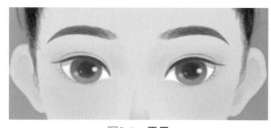

图2-1 **平眉**   图2-2 **直眉**

3. 柳叶眉(图2-3)

纤细秀美,弧度柔和流畅,体现女性的柔美。

4. 棱角眉(图2-4)

指柔中带刚的眉型,显示女性外柔内刚的特性。

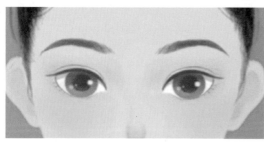
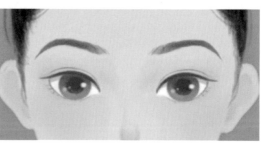

图2-3 **柳叶眉**   图2-4 **棱角眉**

5. 挑眉（图2-5）

眉峰高挑，拥有此眉型的女性显得冷艳高贵。

6. 弯眉（图2-6）

眉头低、眉梢高，眉峰自然弯曲，具有女性的妩媚魅力。

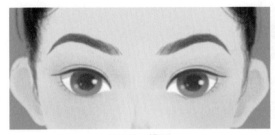
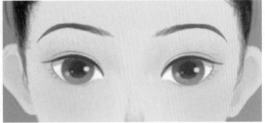

图2-5　**挑眉**　　　　　　　　　图2-6　**弯眉**

7. 粗眉（图2-7）

眉自然、凌乱，没有太多的修饰，显得青春、活泼、随性。

8. 倒挂眉（图2-8）

也称八字眉，眉头高、眉梢低，眉型下挂，看上去悲观、易受伤害。

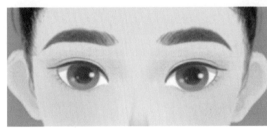
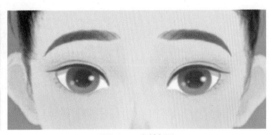

图2-7　**粗眉**　　　　　　　　　图2-8　**倒挂眉**

三、文眉的意义与注意事项

1. 文眉的意义

在人的面部，除了灵动的双眸外，最能传神、表现人的内心和性格特征的就是眉毛了，眉与容貌美和情感的表露有密切关系，因此，双眉自然成为人们修饰面容的重要部位。

随着时代的发展，生活节奏的不断加快，人们要追求更省时、省力、持久的美容手段。由于画眉等修眉方法费时费力，人们期望一种更新的手段，从而追溯到远古的文身之术，并以此为基础推出集现代科技与艺术创作为一体的文眉新技术。

文眉术是以文身术的手法先绘出理想的眉毛形态，再用文眉器械将染料植染于皮肤表层，保持长期不褪色、不消失的色彩装饰，所以文眉术对于一些天然眉型欠美、眉毛稀缺或眉毛老化脱落，以及需要特殊眉型的人而言，确实是一种比较适用的技术。

文眉是一项技术性很强的工作，需要专门的器具、消毒设备以及训练有素的化妆技巧。文眉术，也可以说是一项艺术造型术。它并不是简单地用染料在原有眉的位置上填染色彩，也不仅仅只是给断眉、无眉、眉型不佳者重新文出一条眉来，而是通过精湛的操作、艺术的处理为求美者文出一条"艺术之眉"。文眉术不仅增加了眉毛本身的美感，更重要的是它能通过改变原有的眉型来改善面部的不足，改变人的精神面貌和风度气质，提高整体容貌的协调、对称和动态美感，同时也能顺应时代节奏的需求。

2. 文眉术的适应证

① 由于疾病或其它原因引起的眉毛脱落症。

② 眉毛残缺不全。

③ 眉毛稀疏、色浅。

④ 外伤性眉毛缺损、眉中瘢痕。

⑤ 两侧眉型不对称。

⑥ 眉型不理想或对原有眉型不满意者。

⑦ 因职业需要而无时间化妆者。

3. 文眉术的禁忌证

① 眉部有炎症、皮疹者。

② 眉部有新近外伤者。

③ 患有传染病（如肝炎、性病）者。

④ 过敏性体质、瘢痕性体质者。

⑤ 对文眉犹豫、亲属不同意者也应列为暂时性禁忌证。

⑥ 患有糖尿病，严重心、脑疾病者。

⑦ 精神状态异常或精神病患者。

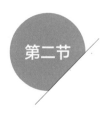

第二节

眉型设计及文饰方法

一、文眉应遵循的原则

1. 修眉与文眉并举的原则

为保持眉的立体感、动态感和生理功能，我们不主张文眉前将眉毛统统剃掉，而推崇在原有基础上修剪、美化后再行文眉。

2. "宁浅勿深"的原则

其中有两种含意：一是刺入皮肤的深度，二是色料的浓度。假如深度超过真皮层就会使色料与皮内蛋白酶发生化学变化而变色。色料浓度过深，将影响眉与肤色、发色的协调。原则上眉色尽可能与发色协调，避免文眉术后眉色过于浓黑而造成凶相，最好使用深咖啡色加上咖啡色调合后再文眉，如此文出的眉色较自然适宜。

3. "宁窄勿宽" "宁短勿长"的原则

提出这两点，一方面若因文得过宽和过长，不但褪色修正困难，而且还会使受术者再受洗眉之痛苦。因此，首次文刺时掌握"淡、窄、短"的原则，留有余地实为上策之举。当然若能一次文出上乘之眉型最为理想。另一方面因为初次文眉者脱痂期内颜色较重，易产生视觉差，使其看上去比实际眉毛宽而长，心理上接受不了。因此，文饰美容师在进行文饰时，应注意掌握这些原则。

4. "宁繁勿简"的原则

对那些平时不常化妆或对文眉没有充分心理准备的人，切忌一来就文。特别是中老年人，他们的心理负担比较重。我们的经验是在确信其有文眉的迫切要求后，先画眉、修眉，让其适应 2～3 日，多征求其周围人的意见后，再接受文眉，往往容易收到良好效果。宁愿美容医师、受术者多麻烦几次，也不能草率行事。

5. "宁慢勿快"的原则

操作要认真，不能只图速度而不顾质量。由于每个人的皮肤弹性、质地、颜色不同，对色料的吸收程度也不同，对部分上色困难者，需反复文刺，切不可急躁。

6. 浓淡相宜，整体协调的原则

在文眉过程中，应时刻注意眉毛的自然生长形态，要按其长势和色泽规律文出浓淡相宜、富于立体感的眉。原则上眉头、眉梢、眉峰、眉身上下边缘要淡，而眉腰要文得色深些。

眉头是眉的主导，眉头部分文刺技巧的运用，关系到眉型是否自然。文时切记眉头不能超过原有眉头之部位，应避免文出浓深且界线分明、生硬之形状，以防止出现过重、呆板之弊病。

眉腰是眉的主干，文得宽窄、浓淡对整个眉型影响较大。文眉应视眉身的眉毛多寡、稀密来衡量。眉毛淡少者需文得深些，眉毛浓密者需文得淡些，应文出层次感、立体感，眉腰文好后整个眉就有了轮廓。

眉梢、眉峰是眉的支干，对整个眉型起着增添动态美感的作用。眉梢较细、眉毛稀少，可文得深些，同时要调整好其位置安排。眉峰与眉腰之间相互位置，眉峰形态、高低、宽窄均要统筹安排文刺。文好了眉梢、眉峰可起到锦上添花的效果。

此外，要注意眉的轮廓线，要文得浅而自然，与周围的肤色相适应、协调，不能过于明显。否则文出的眉就像贴上去的，显得死板而有损美感。

总之，文眉要遵循以上原则，操作者要在实践中不断摸索、体会、总结，才能逐渐运用自如，文出自然、富于立体感的上乘之眉。

二、眉型设计

眉型设计是文眉的关键步骤，其中蕴藏着美容医师的审美能力、心理素质和美术功底。因为文眉不仅仅是要加重眉毛的色泽，而更重要的是通过文眉扬长避短，体现眉在面部的协调作用，以达到增添容貌美的效果。因此，眉型的设计是文眉操作过程中重要的步骤之一，必须综合脸型、眼型、年龄、职业、气质、性格、肤色、发色等众多因素，全面考虑，千万不能墨守成规，千篇一律。

设计前要充分听取求美者的意见。在设计过程中，应尊重求美者的爱好和审美观，在双方共同商讨的基础上加以指导，这样才能较满意地设计出理想的眉型来。美容医师绝不能随意附和个别求美者不合理的要求或盲目接受社会上流行的时髦眉型，应具有高度的责任感，担负起指导作用。

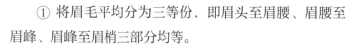（一）标准眉型的确立

眉毛的形状是否标准，主要是看与眼睛搭配得是否恰当，与五官组合得是否协调，以及与脸型配合得是否到位，此外也有表现个性等方面的内容。这里所指的标准，主要以眉毛的个体而言，不存在与其它部位的关系。审视眉毛的长短、疏密、粗细、深浅，有时代性、民族性、年龄及个人爱好及审美趣味等一系列的影响因素，但就审美的共性而言，眉型总还有为大多数人的审美观能共同接受的标准。人们在多年的审美实践中，认为标准眉型应符合以下条件（见图2-9）。

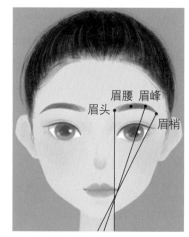

图2-9　**标准眉型定位**

① 将眉毛平均分为三等份，即眉头至眉腰、眉腰至眉峰、眉峰至眉梢三部分均等。

② 眉头：位于内眼角正上方，在鼻翼边缘与内眼角连线的延长线上。两眉头间距接近一个眼裂长度。

③ 眉梢：稍倾斜向下，其末端与眉头大致应在同一水平线上，眉梢的尽头应在鼻翼外侧至外眼角的延长线上。

④ 眉峰：位置应在自眉梢起的眉长1/3处，或者以同侧鼻翼经平视时角膜外缘的延长

线为标准。

（二）修眉的步骤与方法

1. 修眉的步骤

① 将眉毛及周围皮肤进行清洁。

② 根据眉毛的自然条件，确定眉毛各部位的位置。

③ 选用修眉用具，修去眉型以外多余的眉毛。

2. 修眉的方法

修眉时要根据所使用用具的不同，采用不同的修眉方法。一般来讲有三种修眉方法：剪眉法、拔眉法、剃眉法。

（1）剪眉法

剪眉法是用眉剪对杂乱多余的眉毛或过长的眉毛进行修剪，使眉型显得整齐。

修剪时，先用眉梳或小梳子根据眉毛生长方向，将眉毛梳理成型，然后将眉梳平着贴在皮肤上，用眉剪修剪时从眉梢向眉头逆向修剪。眉梢可以稍短一些，眉峰至眉头部位，除特殊情况外，不宜修剪，这样可以形成眉毛的立体感与层次感（图2-10）。

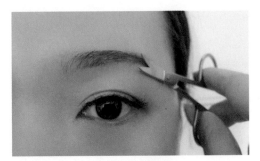

图2-10　**剪眉法**

（2）拔眉法

是用眉镊将散眉及多余的眉毛连根拔除。

拔眉前用毛巾热敷，使毛孔扩张，减少拔眉时皮肤的疼痛感。拔眉时用一只手的食指和中指将眉毛周围的皮肤紧绷，用另一只手拿着眉镊夹住眉毛的根部，顺着眉毛的生长方向，将眉毛一根根拔掉（图2-11）。

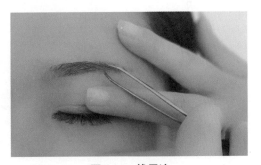

图2-11　**拔眉法**

利用拔眉法进行修眉，其最大的特点是修过的地方很干净，眉毛再生速度慢，眉型保持时间相对较长。不足之处是拔眉时有轻微的疼痛感。长期用此方法修眉，会损伤眉毛的生长系统，使眉毛的生长速度减慢，甚至不再生长。

（3）剃眉法

是用修眉刀将不理想的眉毛刮掉，以便于重新描画眉型。

刮眉时，用一只手的食指和中指将眉毛周围的皮肤紧绷，另一只手的拇指和食指、中

指、无名指固定刀身，使修眉刀与皮肤成
45°，这个角度不易伤及皮肤。刮眉过程中手
握修眉刀要稳，从而保证刮眉刀的安全性和准
确性（图2-12）。

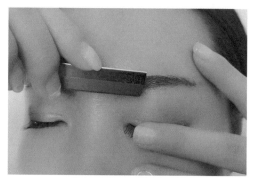

剃眉的方法较简单，操作时皮肤没有疼痛
感。但眉毛刮掉后很快又会长出来，而且重新
长出来的眉毛更粗硬。

图2-12 **剃眉法**

（三）画眉的方法与步骤

1. 画眉的方法

图2-13、图2-14是眉型设计的基本法则，即三点定位、五点对称画眉法。

① 三点定好位后，确定五个点的对称度，而这五个点任何点的位置变化都会影响对
称度。

② 五点确定好后，需要观察点与点的弧度是否对称。

③ 五点确定好后，发现还是不够对称，就需要观察客人的面颅骨、眉肌、太阳穴的
差异，以正面视觉来进行合理调整。

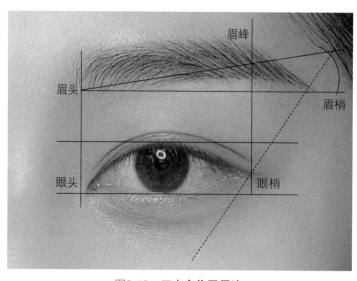

图2-13 **三点定位画眉法**

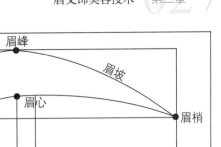

图2-14　**五点对称画眉法**

2. 画眉的步骤

① 从眉腰开始入手，顺着眉毛的生长方向，描画至眉峰处，形成上扬的弧线。

② 从眉峰处开始，顺着眉毛的生长方向，斜向下画至眉梢，形成下降的弧线。

③ 由眉腰向眉头处进行描画。

④ 眉毛画完后用眉刷进行刷眉，使其柔和流畅。

3. 画眉的注意事项

① 画眉毛时，握笔要做到"紧拿轻画"。

② 眉毛是一根根生长的，因此眉毛要一根根进行描画，从而体现眉毛的空隙感。

③ 描画眉毛时，注意眉毛深浅变化规律，体现眉毛的质感，眉色略浅于发色。

④ 眉笔要削成扁平的"鸭嘴状"。

（四）眉型的选择与设计

1. 眉型的选择

眉型的多样化使眉毛富于变化和表现力。眉型的选择要注意以下几点。

① 要根据眉毛的自然生长条件来确定眉型。较粗较浓的眉毛造型余地大，通过修眉可以形成多种眉型；较细较浅的眉毛在造型时会有一定的局限性，只能根据自身条件进行修饰，否则会给人失真、生硬的感觉。眉毛是由眉骨支撑的，眉毛自然生长的弧度是由眉骨的弧度决定的。因此在设计眉型时，要考虑眉骨的弧度，若调整幅度过大，会显得不协调，不仅不能增加美感，而且会影响容貌的整体效果。

② 要根据脸型选择眉型。眉毛是面部五官改变幅度较大的部位，因此对脸型有一定的矫正作用。如长形脸配以平直的眉毛，使脸型有缩短的效果；圆形脸通过眉型往上倾斜，提高了横向切割线的位置，使眉毛与下颌轮廓线距离拉长，从而调整了脸型。

③ 要根据自己的爱好选择眉型。在上述条件允许的情况下，可以根据自己的喜好选择眉型，以充分表现自己的性格和内在气质。

2. 眉型与脸型

脸型是决定眉型的重要因素之一，设计眉型时一定要与脸型相适应，才能达到增添容貌美的目的。人们脸型通常分为七种：椭圆形脸、圆形脸、方形脸、长形脸、倒三角形脸、正三角形脸和菱形脸，不同的脸型适合不同的眉型。

以下是适应七种脸型的眉型设计（图2-15）。

① 椭圆形脸：特点是标准脸型，适合标准眉及其它眉型，特别是柔和中带些许曲线感、眉峰圆润的眉型。眉头与内眼角垂直，眉头与眉梢在同一条水平线上，眉峰在眉毛的2/3处为佳。

② 圆形脸：特点是脸短、偏圆，面颊饱满，五官集中。应设计上扬眉型，眉毛应略向上斜，稍粗些，长短适宜，以达到使面部显长、五官舒展的效果。而不可设计水平长眉，以避免使脸型显得更宽圆。

③ 方形脸：特点是面部长、宽相近，棱角较明显。应设计大方、弧形的眉毛，缓和其面部的棱角，而不能设计短细平眉。

④ 长形脸：特点是面部长度有余而宽度不足。一般设计水平形状眉型，可起到缩短、分割脸长度的视觉效果。而上扬眉、吊眉均有强调脸长度的作用，应避免。

⑤ 正三角形脸：特点是额部窄、颏部宽大。一般设计上挑圆弧形眉，眉峰位置近于外眼角上方，可使脸上方显得宽展些。此种脸型最忌近似三角眉型，会夸大脸型下部的宽度。

⑥ 倒三角形脸：特点是脸型轮廓线上宽下尖，不均衡。宜设计圆弧形眉，以使额宽在视觉上产生回缩感，因此水平、长眉均不适宜。

⑦ 菱形脸：特点是面颊清瘦、颧骨突出、尖颏，而上下有收拢趋势，呈枣核形。此种脸型的眉型不宜下斜、过长，否则会使颊部更为突出。设计以眉头为重点的水平眉最为理想。

人的脸型各自不同，具体设计眉型时应灵活掌握，以达到协调、比例适度。设计时应注意眉头、眉峰、眉梢的位置和形状。

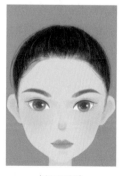
椭圆形脸

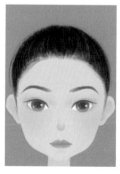
圆形脸

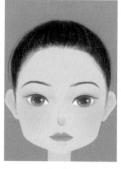
方形脸

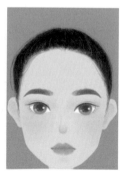
长形脸

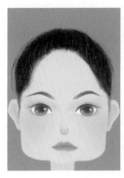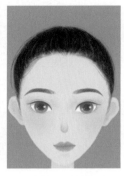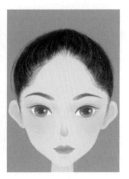

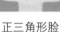 正三角形脸　　　　　　倒三角形脸　　　　　　菱形脸

图2-15　**七种不同脸型的不同眉型设计**

此外，男性眉毛粗密一些，给人以威武之感，而女性眉毛纤细一点，浓密稀疏相宜则显妩媚。因此，在文眉时，应考虑男女性别差异对眉毛形态、疏密的要求。

3. 眉型的矫正与修饰

眉毛与眼部最近，它对眼睛有直接的修饰作用，由于眉毛是面部中色泽最重的部位，也最容易引起人们的注意。眉毛的形状可以决定和表达个人的内在情感和气质。

以下是六种不美观的眉型矫正修饰。

① 向心眉

外观特征：两眉的眉头间距过近，间距小于一只眼睛的长度。眉头过近会使人的五官显得紧凑不舒展，给人以紧张、不愉快的感觉。

矫正方法：矫正的重点在于将两眉之间的距离调整为一只眼睛的距离。除去眉头间过近的眉毛，但切忌人工痕迹过重，否则会产生呆板、不自然的感觉。将眉峰向后移，描画时可适当延长眉梢的长度。

② 离心眉

外观特征：两眉的眉头间距过远，间距大于一只眼睛的长度。眉头距离过远使五官显得分散，给人以和气但略有迟钝的感觉。

矫正方法：矫正的重点在于将两眉之间的距离调整为一只眼睛的距离。在眉头内侧，按照眉毛的生长状态，描画出虚的眉头，描画时要使人工修饰的眉头与眉腰衔接自然，同时眉峰可略向内移。

③ 上斜眉

外观特征：眉头压低，眉梢过于上扬。上斜眉给人以严厉、精明的感觉，但过吊的眉毛则使人缺少柔和感，有时还会略显刁钻，并有脸部拉长的感觉。

矫正方法：矫正的重点在于将眉头与眉梢调整在同一水平线上。适当修去眉头下方及眉梢上方的眉毛，调节眉型使其尽量水平。运用描画的方法，在眉头上方和眉梢下方进行线条的描画，但要在原眉型的基础上进行，不可牵强。

④ 下挂眉

外观特征：眉头高、眉梢低。眉梢下垂使人显得亲切慈祥但也有忧郁和愁苦的感觉，使人的年龄感上升。

矫正方法：矫正的重点在于将眉头与眉梢调整在同一水平线上。将眉头下方及眉梢上方的眉毛修去。描画时侧重于眉头下方及眉梢上方的弥补，弥补后的眉型以平直眉效果最为自然。

⑤ 杂乱粗宽的眉毛

外观特征：眉毛生长面积大且没有规律，使人显得不够干净，过于随便，削弱了眼睛的神采，使五官不够突出。

矫正方法：杂乱的眉毛修饰的重点在于要根据眉毛的生理特征，找出眉毛的主流，配合脸型和眼型设计出理想的眉型。将多余的眉毛修去，同时可在眉峰至眉梢部位涂少许酒精胶，用眉梳理顺，再用眉笔加重色调。

⑥ 细而淡的眉毛

外观特征：细而淡的眉毛使人显得清秀，但过细的眉毛使人显得小气，过浅的眉毛则缺少生气，尤其是使大脸庞的人显得不协调。

矫正方法：根据脸型调整弧度，强调眉峰，按眉毛的生长方向一根根描画，将眉型加宽，描画时注意要符合眉毛色泽的变化规律。

（五）眉型设计注意事项

① 眉头是眉型的主导，眉头位置形态对眉型美的表现至关重要。如果眉头过于向面中部靠近，超过内眦角位置较多，则形成向心眉型，往往显得紧张、过于严肃，虽有刚毅之气，但易给人造成"凶相"的感觉。反之眉头过于分开，离中线太远则形成离心眉型，显得五官分散而不协调，甚至给人以迟钝的印象而影响眉的美感。

② 眉梢的位置和形态对脸型及容貌美影响较大，对此要细心处理和文饰。平直的眉梢有缩短脸型的效果，给人以文雅之感。上挑的眉梢使脸型拉长，给人以活泼感，但过分上挑又会给人以"轻浮"的感觉，甚至会出现怒目的形象。下降的眉梢，如果太明显，往往形成八字眉，给人以滑稽、迟钝的印象。

③ 眉峰的位置高度形态应与眉头、眉身、眉梢相匹配，比例适度。文眉有增添眉型动态美感的作用，若眉峰至眉头有一定的斜度，就显得英俊。眉峰过高，脸型显得加长；反之眉峰低平，脸型也会显得圆。眉峰若靠近外眦角，离心性强，可显得脸盘宽。因此，在设计时应特别注意对眉头、眉梢、眉峰的处理。

④ 设计眉型时定要遵循两侧眉要对称的原则。两侧眉之长短、高低、宽窄、弯直、色之深浅，眉头、眉峰、眉梢位置要对称协调一致。尤其是两侧眉头与眉间中心点的距离

一定要准确相等。设计眉型时可以使用量尺，在操作时尽量避免误差。

⑤ 一般对于年龄大、脸型较宽、性格开朗者，可酌情设计出较宽的眉型。对于脸盘小、五官紧凑集中，或性格内向者，可设计出较细的眉型。对于眉眼距较近或准备做重睑术者，眉的位置可偏高些。相反对于眉眼距离远者，可将眉的高度降低些，眉头间距宽、鼻梁低者可加重眉头，使五官集中、鼻梁显出直挺的视觉效果。

三、文眉方法及注意事项

文眉术是文饰技术中效果较为突出、较能体现文绣特色的一种新技术，眉毛是由细短的毛发按一定规律生长排列而成的，文饰眉就是用特制的由12～18根连续排列的"刀片状排针"，以适当的力度、一定的针法，轻柔地多点同时刺入皮肤，形成大小一致、深度相等的一排着色针点，酷似一根根毛发的形状。再按眉毛生长规律和方向，一一文绣，最后达到形象自然，以假乱真的效果。

（一）文眉色料与配色

1. 文眉色料

最好采用100%天然植物精制而成的膏状色料。此种色料安全无毒，黏附性强，容易上色。文眉色料是一种经过特制的蛋白质色素。这种不溶性色素，主要成分是碳素，其次是铁、铜等元素的混合物，其性质比较稳定，并经过严格的无菌处理，符合卫生条件，本身对皮肤无毒、无刺激性。

在文眉术施行中，文眉制剂是通过文眉排针造成局部皮肤组织的机械性损伤，从而使皮肤组织通透性增强，色料渗透并沉积于真皮浅层组织内，达到使表面皮肤呈现颜色的效果。

① 膏体色料：以最新的科学技术真空乳化精制而成，高密度浓缩色料，分子量小，渗透力强，易上色，着色效果极佳，色泽自然，可用于文眉，不同颜色的色料也可用于转色和改色。

② 液体色料：以液态形式存在的色料，色彩明艳，即时上色，即时修复。快速促进伤口愈合，避免组织液渗出过多，结厚痂皮。

2. 文眉的配色

文眉的配色应根据肤色、眉色、发色、年龄、爱好、性格、气质来选择，文眉所用的色料的颜色有深浅棕色、灰色、黑色等。东方人头发的颜色往往是几种颜色的混合，有一点深灰色，也有一点深咖啡色。因此，文眉液的颜色应因人而异，头发偏黑、皮肤较黑的用自然灰色加一滴黑色；头发偏黄、皮肤较白的用自然灰色加一到两滴咖啡色。而在实操中，如果文饰美容师只是用单一的深灰色或黑色来文眉，文出的眉毛就会不真实、不自然，令眉毛显得呆板而失真。色料使用前应根据用量一次取出，放入消毒过的容器中备用。

（二）文眉工具与作用

工欲善其事，必先利其器。有良好的文绣技巧需要一套好用的工具（图2-16）。

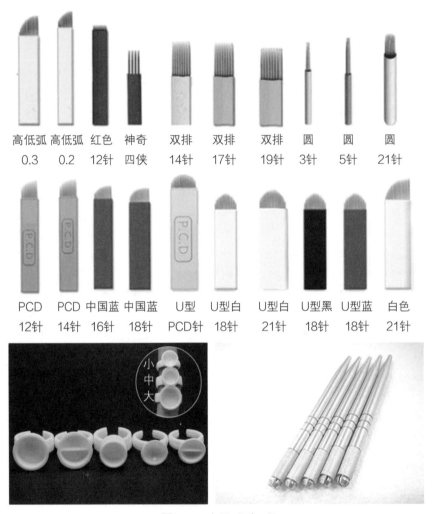

| 高低弧 0.3 | 高低弧 0.2 | 红色 12针 | 神奇 四侠 | 双排 14针 | 双排 17针 | 双排 19针 | 圆 3针 | 圆 5针 | 圆 21针 |

| PCD 12针 | PCD 14针 | 中国蓝 16针 | 中国蓝 18针 | U型 PCD针 | U型白 18针 | U型白 21针 | U型黑 18针 | U型蓝 18针 | 白色 21针 |

图2-16　文眉系列工具

1. 文眉工具

① 文眉机：可以将做眼线、文眉、漂唇等各种文绣工作融于一体，根据使用习惯和需要，只要更换不同型号的针和针嘴即可。

② 文眉笔：在笔杆的前端设有锁紧帽，锁紧帽前端为文眉笔夹头，在夹头顶端设有槽口，在槽口内设有绣针，所述夹头为片状或圆形，在锁紧帽表面制有防滑花纹，所述绣针为片状、点状或梅花状。

③ 文眉专用针：它由多支文眉单针组成。使用该绣眉针，可减少顾客痛觉，且文眉效果自然，最适合于弥补眉型先天不足。

④ 绣眉专用针片：主要包括由12～18根以上不锈钢针排列形成的绣眉排针针片，按所需排列针的长度方向。绣眉排针针片的一端为由多个针尖组成的弧线形状，另一端有一倒角。用绣眉针片进行绣眉，操作方便，能绣出弧线，使绣出的眉型更加逼真、自然。

2. 文眉设计工具

① 修眉刀片。

② 眉笔。

③ 文眉定位尺。

3. 文眉辅料

① 文绣专业无菌包：专业文饰无菌操作使用，为文饰工作者必用的无菌工具。

② 麻醉药：现在进行大、小手术和许多治疗，麻醉药都是绝不可少的，也是做整容手术的必需品。

③ 消毒药水：有加快伤口结痂和愈合的作用，常用于浅表皮肤、黏膜感染。

④ 无菌棉片：经过无菌处理的医学棉片，没有多余棉絮，为一次性用品。

⑤ 棉签：又称为擦拭棒，文绣使用的是医药棉签。

⑥ 调色杯：按照顾客不同的需求、发色、肤色，调适出适合的色料。

⑦ 文眉术后修复剂：含有有效修护成分，消炎、灭菌、抑制皮脂腺过量分泌造成的脱色，快速修复创面。眉眼文饰后的必备修复品，连续使用一周左右。

（三）文眉工具工作原理及使用方法

① 文眉笔像一支短铅笔，上端有卡口，将12～18根排针卡在卡口上，固定牢。拿一片消毒棉，在消毒棉上测试绣眉针是否安牢固，角度是否合适，排针的长短是否适宜。利用12～18根排针，手工操作将文眉液用文绣眉毛的方法，按眉毛的生长方向，将线条有序地排列在设计好的眉形上，并以线条的深浅、虚实、角度的变化呈现出眉毛的层次及真实感。

② 文绣时，术者的握笔方法有两种：一种是横向握笔法，一种是纵向握笔法。

横向握笔法：针尖向左横握笔，前四后六手中举；手臂支撑笔杆90°，横向握笔长针在上，短针在底（图2-17）。

纵向握笔法：针尖向前竖立握笔，两指支撑三指举；手臂笔杆一条线，笔杆卧在虎口里（图2-18）。

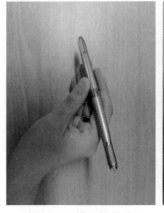
图2-17　横向握笔法

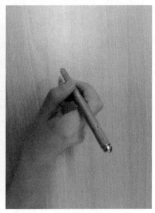
图2-18　纵向握笔法

（四）文眉工具使用时注意事项

① 一定要将排针固定牢，以防脱出划伤求美者。

② 使用前一定要检查文眉工具，检查12~18根排针是否锋利，针尖有无钝钩。

③ 严格执行一人一针、一人一色杯制度。

④ 操作时，戴无菌手套、口罩、帽子。

⑤ 操作完毕，对画眉笔、修眉刀、绣眉笔杆进行消毒（备下次用）。

（五）文眉的程序和注意事项

文眉术是一门技术性很强的工作，应严格按照以下的操作程序进行。

（1）与受术者沟通，确定适宜的眉型

施术者与受术者在均匀光源下，面对面坐好，在与受术者交谈中仔细观察受术者脸型、眼型是否对称，观察其面部及眉部表情肌的动作，同时了解其年龄、职业、性格、爱好等客观因素，迅速判断并构思出较适宜的眉型，对眉毛施术部位进行拍照，记录文眉术前效果。

▶ 微信扫码 ◀
文眉操作二：手工雾眉单侧左操作

（2）设计出理想的眉型，进行皮肤消毒

施术者用眉笔在原眉基础上描绘出合适眉型，并反复修整。在双方均满意的前提下，画出确定眉型，继而修掉多余的眉毛，对文眉部位皮肤进行局部消毒，着手开始文刺。

（3）文眉机或文眉手工笔的准备与调试

▶ 微信扫码 ◀
文眉操作三：手工雾眉单侧右操作

① 检查文眉机，安置文刺针、套，以针尖外露0.5~1mm为宜，接通电源，调节转速，试行运转。试机前一定要检查文刺针是否安装牢固，试机时不可将针对着受术者眼睛，以避免出现"飞针"造成事故。

② 选择合适的针片，安装文眉手工笔，调整针片的角度。

③ 采用一次性的文刺针，文刺中应保证一人一针，一人一份色料，以防交叉感染。一定要在无菌的前提下进行操作。

（4）配制色料

通常的色料配制方法：黑色+浅棕色形成淡黑色眉毛；黑色+深棕色形成深黑色眉毛；棕色+黑色+灰色形成灰黑色眉毛。

（5）进行局部表面麻醉

使用眉部舒缓膏进行局部表面麻醉。

（6）置好体位，找好支点

文刺前，一般让受术者仰卧于光线充足的美容床上，施术者坐于受术者头部一侧，以持笔式方法，手持文眉工具将肘关节找好稳妥支点，以免文刺过程中手部不稳而影响操作。

（7）针对不同部位，用不同文刺方法依次进行

将文眉工具针尖部蘸上少许文眉色料，依次进行文刺。眉头及眉毛上、下缘用点刺

法，眉的中间部位和眉梢用点刺法或点划法。眉头、眉梢部位着色应稍浅些，眉身的中间部分着色可稍深些，眉的上、下缘及眉头部不应特别整齐，眉头部不能超过本身眉毛之部位，否则易给人以不自然的感觉。力求文出眉头、眉梢、眉峰、眉身上下缘淡而自然，眉身部色较深的浓淡相宜、富于层次和立体感、自然美观的眉型。在文眉过程中，需多次用消毒棉片擦去浮色及渗出液，以利观察着色情况。

（8）文刺过程中若受术者诉疼痛难以忍受，可酌情再进行表面麻醉

（9）文刺过程中操作者注意力要集中，禁止谈笑闲聊

操作要稳准、轻巧，手法既有原则，又要灵活变通。文刺过程中，随时用消毒棉擦拭过多色料和渗液，以利观察文区着色情况。着色不满意处，应继续文刺，直到满意为止。

（六）文眉术后处理及交代事项

① 文刺结束后，眉区应清洁处理，局部可涂用少许抗生素眼膏。

② 嘱咐受术者不要污染创面，操作后每天正常洗脸（洁面乳避开眉毛局部），不要用热水或肥皂液清洗眉部。

③ 向受术者交代，文刺术后1～2天内，若局部出现浮肿、皮肤稍红属正常现象，而后局部逐渐开始结痂，1周左右表皮结痂开始逐渐脱落恢复正常。此期间切勿用手剥除痂皮。

④ 刚做完的眉毛在原有设计基础上偏粗、偏浓，为正常现象，4～5天后整体眉毛颜色逐渐变淡。

⑤ 文眉5天内忌泡澡、蒸桑拿、游泳及长时间泡在水里。

⑥ 文眉7天后，如出现脱痂后眉毛颜色较淡；眉部有着色不匀或不满意之处，需一个月至三个月内补色一次，即可达到最佳效果。

⑦ 文眉术后化妆涂粉底或BB霜，不要误涂到眉毛上，以免使整体眉毛颜色变灰或青色，最好用眉刷扫一下。

⑧ 文眉定型后，对于眉型以外长出的杂乱眉毛，应经常进行适当修整，方可永保眉型之美感。这点也是应向受术者必须交代的。

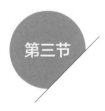

第三节

文眉的并发症及预防

由于文饰美容术广泛开展，加之一些不具备文饰技术的人员盲目参加此项美容工作，造成文饰并发症及毁容的事例屡屡发生，值得引起重视。

一、文饰术常见并发症及其原因

目前临床中常见文饰并发症主要有：局部感染、交叉感染、过敏反应、脱色、洇色等。文饰术后出现并发症和失败的原因多种多样，概括为以下几个方面：

① 文饰美容师责任心不够，缺乏职业道德。

② 文饰美容师缺乏医学基本知识，如：不了解文饰部位局部解剖知识、缺乏无菌技术观念、不熟悉文饰规范操作程序等。

③ 文饰美容师缺乏应有的审美观和色彩常识。

④ 文饰操作技术不熟练、粗疏、失误。

⑤ 文饰器具质量低劣，使用不合格色料。

1. 局部感染

表现：局部创面红肿、渗液、分泌物多或有脓点、毛囊炎等。

预防：术前、术中严格按无菌操作进行，术毕时应清洁创面、涂抗生素软膏，术后定期随访，注意创面清洁卫生。

处理：一旦发生感染，创面应每天清洁换药；口服或肌注抗生素，严重者应静滴给药，直到痊愈。

2. 交叉感染

由于肝炎、艾滋病等病毒可以通过创面渗液、血液、泪液、唾液等传播，因此若不注意，易造成潜在性、医源性交叉感染。

预防：

①严格消毒文饰器具，为了防止乙肝、艾滋病毒交叉感染，应选择具有杀灭病毒的新型消毒液浸泡器具或采用高压消毒等有效方法进行器具消毒。

②严格按每人一针、一套、一杯的操作要求，杜绝多人共用一套器具。

处理：一旦发生、发现有交叉感染迹象或症状应及时请专科医师处理。

3. 过敏反应

文饰过程中应用麻醉药、消毒液、文饰液，均有导致过敏反应的可能。过敏反应可分为延迟性和即刻性反应。即刻性反应是指，当用药后，立即发生极严重的类似中毒的现象，如：突然惊厥、昏迷休克、呼吸心搏骤停而死亡。这种类型在文饰麻醉用药时应特别注意。以往有文献报道，用1%地卡因液点眼，导致过敏性休克，以及应用奴佛卡因、利多卡因行局麻时引起过敏性休克。延迟性反应是指术后局部出现过敏性皮炎，表现为文饰区红肿、水疱、糜烂、渗液结痂、脱屑，或者局部组织粗糙、增厚等，若处理不当会并发感染，后果严重。此种类型有一定潜伏期，接触后数小时或数天后出现反应，文饰术中以对文饰液发生过敏者最为常见。

预防：术前详细询问受术者有无过敏史；杜绝使用伪劣、过期药品和文饰液。

处理：

① 发生严重过敏反应应立即给予脱敏药物，如用钙剂、异丙嗪、可的松类激素药物，进行肌注或静滴；吸氧。若出现过敏性休克应行抗休克治疗，如呼吸心搏停止则用心肺复苏方法原则迅速抢救，并立即请急救医师处理。

② 发生一般过敏反应时，应全身应用抗过敏、抗感染类药物。局部过敏可用止痒、消炎抗敏、消肿类药物。如果出现轻度红斑、丘疹、少量无渗液水疱时，可用炉甘石洗剂、激素类乳膏或霜剂。若有明显糜烂渗液，可用3%硼酸液或庆地液敷，待渗液明显减少后可换成激素类霜或膏类制剂外用。

二、眉文饰术常见问题及预防

1. 文眉术后不理想

表现为眉型不佳，各种怪异眉型；眉的颜色不理想，发蓝、发黑或发红。防治方法：首先是眉型设计要符合美学标准，其次是正确使用文眉色料，文刺不能过深；对不理想的眉型，应用多功能电离子手术治疗仪或者是激光的方法去除。

2. 脱色

一般文眉术后3～7天，局部脱痂，文色变浅，这是正常的现象。如果脱色严重，则首先正确掌握文刺的深度，注意受术者的皮肤性质，如是油性皮肤，则不易上色，易脱色，同时术后不能沾热水，以防脱色。

3. "飞"针损伤

电动文眉机在高挡位时，其文刺眉毛速度最快。如果安装不牢，文眉针就会脱落，产生"飞针"现象，如不注意就会误伤眼睛。所以，操作前应检查文眉针安装是否牢固，检查时应套上小帽，以免机芯振动，针会随之产生大摆动，造成机芯卡针具松动。

4. 心理障碍

有极少数人，在文眉后出现忧虑、多心、烦恼、整天拿着镜子照、精神不振等心理障碍。其主要原因是：

① 感觉到文眉后不如以前好看，有欲美容反而丑容、毁容的心态。此时，受术者心理极不平衡，总要向美容师说一下，心理才能平衡。出现这种情况，美容师应急受术者所急，想受术者所想，虚心听取受术者的意见、想法，并尽力修补，挽回工作中的失误。

② 文眉术后效果基本满意，但对于眉型的变化，受术者术前缺乏足够的心理准备。术后承受不了，或者期望过高，目的和要求没有达到。对于这种情况，美容医师要耐心解释，服务态度要好，并仔细地做思想工作，做说服引导工作，使受术者达到心理上的

平衡。

③ 受术者自己无主见，文眉后经不起别人的议论，加之本身精神比较脆弱，或者术前就有心理障碍。出现这种情况，术前应签订《文眉术协议书》，并给予一定心理疏导。

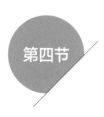

第四节

眉素描及色彩表现技法

文饰美妆素描是文饰技巧和素描绘画艺术相结合的艺术作品。区别于传统的基本线条，它更加的细腻唯美，更符合文饰美妆行业的需求。美妆素描对文饰美妆行业向艺术性、高品质性方向发展起了推动作用，也是新时代下文饰美容师的必备能力。

一、美妆素描对文饰美容的作用

学习文饰美妆素描，个人技术和艺术水平能得到全面升华。在技术层面能准确把握人的五官比例和色阶、色度的调整设计，同时提升手法的稳定性，确保作品的美感和协调性；在艺术层面能增强作品整体神韵，提升个人气质，提高修养，增强客户信任感。

二、常用眉毛素描的工具及性能

① 铅笔：一般用H系列、B系列，铅笔能表现丰富细腻的线条层次、色调，而且易擦拭、修改。

② 炭笔：与铅笔用法相似，色泽深黑，有较强的线条表现能力，但画重了很难擦掉。

③ 精细勾线笔：色泽较黑，着色力强，用于眉毛勾线。

④ 彩铅笔：与铅笔用法相似，色泽鲜艳，有较强的眉毛颜色变化的表现力，附着力强。

⑤ 色粉块：色泽鲜艳，有较强的眉毛颜色变化的表现力，用于文饰美妆大图的着色。

⑥ 橡皮：绘图橡皮和橡皮泥。

⑦ 画板或画夹：画板坚固耐用，画夹便于携带。

⑧ 纸：要选择质地较硬的素描纸或彩铅纸。

三、眉毛素描基本表现手法

1. 眉型线条表现

对眉型的理解和概括，主要以线条作为表现手法，强调眉毛的轮廓和线条内部结构，严谨探究眉型内部连接和透视变化的表现手法。线条是一种明确的富有表现力和形式美感的造型手段，能直接、概括地勾画出眉型的特征和结构。对不同的眉型，要求用不同的线条表现。眉毛线条要表现出轻重起伏、刚柔相间、长短穿插的线条美（图2-19）。

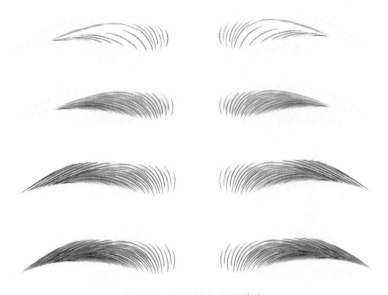

图2-19　**眉毛线条表现技法**

2. 眉色明暗表现

眉色明暗表现法也称色调法，强调光影，主要用明暗对比、色调变化的手段表现眉型，会使眉毛具有较强的立体感、空间感和深度感。明暗是表现物象立体感和空间感的有力手段，对真实表现眉型具有重要作用。明暗素描适于立体地表现光线照射下眉型的质感和色度、空间距离感等，使眉型更加立体，增强视觉效果（图2-20）。

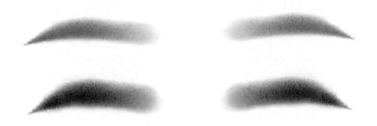

图2-20　**眉色明暗表现技法**

3. 眉型线面结合表现

线面结合法是文饰美妆素描中常用的一种造型表现方法，结合了线和面各自的造型表现特点和优势，既注重眉毛的线条结构关系，又强调丰富的明暗光影变化，使眉毛表现得十分真实，这种画法既有线的优美，又有丰富的明暗变化（图2-21）。

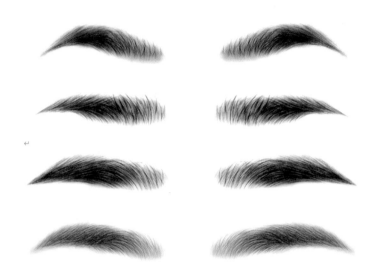

图2-21　眉型线面结合表现技法

四、眉毛素描表现的三要素

"线、形、色"是眉毛素描表现美感的三要素（图2-22）。

"线美"——巧用针法，使眉型更有质感，线条流畅，层次清晰。

"形美"——具有美感的眉型是让顾客认可、接受的首要条件。

"色美"——用色彩衬托与互补，体现眉毛的质感和谐与明暗变化。

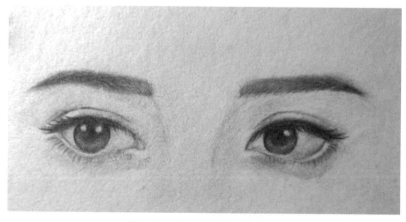

图2-22　眉、眼素描表现技法

03

第三章

眼线文饰美容
技术

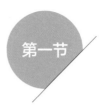

第一节

眼睑、睫毛的形态与功能

一、眼睑的形态与功能

眼居五官之首，是人体最重要、最精巧的感觉器官。眼睛主视觉功能，是大脑的延伸部分，通常情况下人类从外界获得的信息约90%来自双眼，它们在人类认识客观世界中占极其重要的地位。因为眼也是表情器官，在人类情感思想交流中具有特殊的重要作用，是人内心世界的显示器，能反映出一个人的喜、怒、哀、乐等情绪，所以又被称为"心灵的窗口"。眼睛还是容貌的中心，是容貌美的重点和主要标志。人们对容貌的审视，首先从眼睛开始。一双清澈明亮、妩媚动人的眼睛，不但能增添容貌美，使之更具魅力和风采，而且能掩饰面部其他器官的不足。眼睛的形态、结构、比例，对容貌美丑具有重要的影响，因此，美学家称人的双眼是"美之窗"。人的双眼包括眼睑、眼球及其附属器官，其各局部形态特征及相互间的和谐关系构成了眼部美的形态基础。

1. 眼睑的形态

上眼睑宽大，形态及活动幅度变化明显，在相当程度上决定眼睑整个外形的特点，对眼型与容貌影响很大。上睑皮肤表面常有两条横弧形沟纹，上方的称眶睑沟，闭眼时变浅或不显、睁眼时变深、明显，黄种人较浅，白种人较深明显，这与白种人眼窝深、鼻骨与眶骨的高度有关。下方距睑缘5～6mm的沟纹，称上睑沟，有此沟者上睑表现为重睑形态，无此沟者表现为单睑形态。上睑形态根据有无皱襞和皱襞形态特点可分为单睑型、重睑型、内双型和多皱襞形四类，单睑又可根据上睑皮肤紧张、松弛程度及皮下脂肪多少，分为正力型、无力型（皮肤松弛型）和超力型（俗称肿眼泡）。一般认为具有重睑的上睑外形使人眼神明媚、爽朗，容貌显得优美。

上睑因有提上睑肌，故可以上下灵活运动，其活动幅度约为10mm。正常人睁眼平视时，上睑缘恰位于角膜上缘下2mm处；闭眼时，上睑遮盖全部睑裂所暴露的部分，角膜隐蔽于上睑之后，不外露。若提上睑肌功能障碍，则引起上睑下垂，影响眼型美。下睑形态及活动幅度变化小，其皮肤表面有下睑沟、下睑颧沟、下睑鼻颧沟。正常者睁眼平视时，下睑缘恰位于角膜下缘处，闭眼时下睑只稍稍向上。若下睑缘处轮匝肌肥厚增生，则形成"肌性睑袋"，若皮肤、轮匝肌、眶隔膜变性松弛，眶脂肪向前膨出、脱垂则形成下睑眼袋，影响美观。

2. 睑裂分型

（1）按睑裂高、宽度分类

① 睑裂高度：指平视正前方时，上下睑缘间的最大距离，平均为7～12mm。按睑裂高度可将睑裂分为细窄型、中等型、高宽型三型（图3-1）。细窄的睑裂多见于亚洲黄种人，高宽型则是黑种人特点。

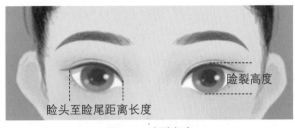

图3-1　**睑裂高度**

② 睑裂宽度：指睑裂内外眦水平间距离，平均为25～30mm，其宽度以与面宽比例符合"五眼"为美。

（2）按睑裂倾斜度分类

睑裂倾斜度指内外眦角位置的高低程度，一般分为三种类型（图3-2）。

① 内倾型：内眦角低于外眦角（也称内低外高型）。

② 外倾型：内眦角高于外眦角（也称内高外低型）。

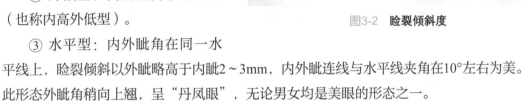

图3-2　**睑裂倾斜度**

③ 水平型：内外眦角在同一水平线上，睑裂倾斜以外眦略高于内眦2～3mm，内外眦连线与水平线夹角在10°左右为美。此形态外眦角稍向上翘，呈"丹凤眼"，无论男女均是美眼的形态之一。

睑裂倾斜度有明显的种族差异，白种人外眦角较内侧角稍高，而蒙古人外眦角多明显高于内眦角，这与蒙古人多具有内眦赘皮有关。据统计，中国人睑裂以水平型居多，占82.06%；内倾型次之，占13.23%；外倾型最少，只占4.71%。

睑裂高度、宽度、倾斜度直接影响眼型和容貌。睑裂高、宽程度影响眼球和角膜露出程度，正常者在睑裂区可见到角膜（及其内部虹膜和瞳孔）、角膜内三角形的巩膜、结膜半月皱襞和泪阜。睑裂高宽者眼球暴露多，显大；反之显小。角膜露出率为50%～80%，一般中等高度睑裂宽度与面宽比例符合"五眼"，外眦角水平于或略高于内眦角，内眦角稍钝圆形、外眦角呈锐角之睑裂形态显美。

二、睫毛形态与功能

上下睑缘生有睫毛，排列成2～3行，排列在睑裂边缘，协同眼睑对角膜、眼球有保护作用。上睑的睫毛多而长，通常有100～150根，长度平均为8～12mm，稍向前上方弯曲生长，睁眼时倾斜度为110°～130°，闭眼时为140°～160°。上睑睫毛较长、较粗，颜色较浓，与眼型美关系密切。下睑的睫毛短而少，有50～80根，长度为6～8mm，稍向前下方弯曲。睁眼平视时倾斜度为90°～120°。上下睑中央部睫毛较长，内眦部较短。睫毛的倾斜度因人而异，与眼型美有密切关系。细长、弯曲、乌黑的睫毛对眼型乃至整个容貌，具有重要的辅助作用。因此，睫毛特别是上睑睫毛已成为人类，尤其是女性眼部重要修饰部位之一。

三、文眼线的意义与注意事项

1. 文眼线的意义

眼睛上下睑缘睫毛处实际上并没有线，只是睫毛在其根部的投影，形态看上去好像上下睑缘部各有一条自然的阴影线，人们称之为"眼线"。"眼线"对眼睛的作用就像画框对画面的作用一样，可以衬托双眸，使其更加熠熠生辉。它有扩大眼裂、改变眼型的作用，使睫毛显得浓密，增添妩媚艳丽之美感。尤其是睫毛稀少、双眸暗淡无神者，文过眼线后，眼睛轮廓更清晰，层次立体感更丰富，双眸被映衬得黑白分明，显得精神而有活力（图3-3）。

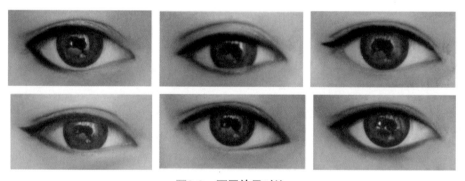

图3-3　不同效果对比

2. 文眼线的适应证

① 睫毛稀疏脱落者。

② 倒睫术后及眼袋术后为掩饰、遮盖瘢痕。

③ 重睑术后过宽，通过文眼线，可产生缩小重睑宽度效果。

④ 要求文眼线且无禁忌证者。

3. 文眼线的禁忌证

① 患有眼病，尤其是睑缘患有炎症者。

② 眼睑内、外翻，眼球外突明显，上睑皮肤松弛明显或下垂者。

③ 患有皮肤病、传染病（肝炎）者。

④ 瘢痕体质、过敏体质者（图3-4）。

⑤ 精神状态异常或精神病患者。

⑥ 期望值过高或抱有不切实际要求者。

⑦ 心理准备不充分者列为暂时禁忌证。

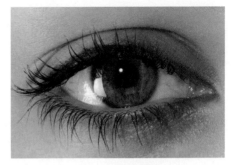

图3-4 过敏效果

第二节

眼线设计及文饰方法

一、文眼线应遵循的原则

1. "宁浅勿深"的原则

其中有两种含意：一是刺入皮肤的深度；二是色料的浓度。如果深度超过真皮层就会出现洇色。色料浓度过深，将影响与眉色、肤色、发色的协调。

2. "宁窄勿宽，宁短勿长"的原则

首次文饰时，应掌握"淡、窄、短"的原则，应当留有余地。

3. "宁慢勿快"的原则

操作要认真，不能只图速度而不顾质量。由于每个人的皮肤类型、弹性、质地、颜色不同，对色料的吸收程度不同，对部分上色困难者，需反复文饰，切不可急躁。

4. 浓淡相宜，注意整体的原则

在文眼线过程中，应时刻注意睫毛的自然生长形态，要根据其长势和规律文出浓淡相宜，富于立体感的眼线。

二、眼线设计

（一）眼线的设计原则

文眼线前，必须依据求美者的眼型、年龄、职业、气质、爱好等诸多因素，精心设计并画出基本形态，征得求美者同意后再定型操作。

1. 眼线位置

通常眼线的设计应在睑缘上睫毛根位置附近。一般上眼线应文在睫毛部及其稍外侧，下眼线应文在睫毛根部的内侧，这样才能显得自然得体。若受术者睑缘轻度外倾，位置可适当向内调整，切勿文满上下睑缘及后眼睑部，以防破坏睑板腺开口，造成睑板腺阻塞；若受术者眼睛深陷，则可将眼线向睫毛外调整，文后使眼睛达到饱满健康的效果；对于小眼裂者通常不主张将眼线文得离睑缘、睫毛太近，否则文后可使睑裂更显缩小，影响美感。上下眼线的尾端不可在外眦角外相交，内眦角不能相连，否则文后整个眼睛都被眼线框起来，会使眼睛显得小而呆板，甚至出现"熊猫眼"（表3-1）。

表3-1　眼线确立的原则

项目	上眼线	下眼线
标准位置	上睑睫毛根及外侧	下睑睫毛根与灰线之间
基本形态	前细后宽，内三外七，上眼线占整体眼线之比为7：10	前细后略宽，内一外三，下眼线占整体眼线之比为3：10
起角规律	距离眼尾3～4根睫毛起角，顺睫毛自然弧度上翘	似有似无
色彩规律	色彩略浓厚	前浅后稍重

2. 眼线的粗细比例

由于上睑睫毛浓长，因此文上眼线时，应文得较宽粗，色深些；而下睑睫毛短而稀疏，就应文得细些、淡些，这样才能和谐。上下眼线的内侧应文得细淡些，而外侧应文得稍粗深些。一般而论，上下眼线的宽窄、粗细比例掌握在7：3。

3. 眼线的形态

眼线的形态原则上应符合正常睫毛的走行规律，上眼线应自内眦部向外眦部逐渐加宽，至尾部微微上翘，上翘长度大约为5～7mm，尤其对于年龄大、眼睑皮肤有松弛下垂现象的人，更应注意眼线尾部的处理；下眼线自泪点下缘至外眦部可基本一致，表现为细、直、淡的形态，也可在下睑缘外1/3处略文深、文宽些。

4. 符合对称性设计原则

双侧眼线的位置、形态、色泽深浅的设计和文饰，必须对称、和谐一致，方能体现整体之美。

（二）不同眼型眼线的设计

1. 眼型分类

眼睛之美是眼的形态与眼神的和谐、健全的统一，其美贵在"神"，而基础在"形"。如果"形"有畸变异常，"神"便会失去光彩，将极大地影响眼睛美的展现。眼型美学的分类，依据眼睛位置大小、眼睑、睑裂的形态变化，可以有多种分类。常见的眼型有以下几种（图3-5）。

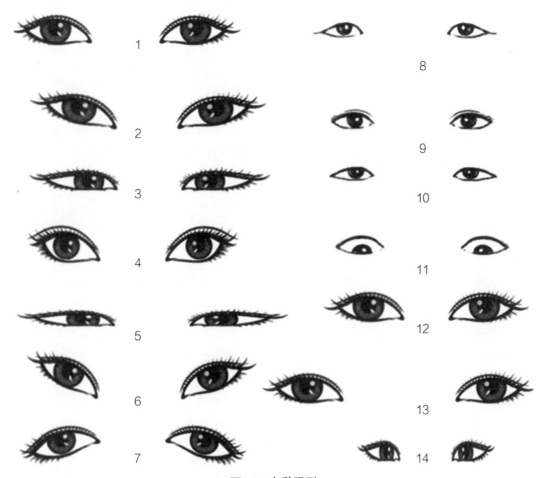

图3-5　**各种眼型**

1—标准眼；2—丹凤眼；3—细长眼；4—圆眼；5—眯缝眼；6—吊眼；7—垂眼；8—三角眼；
9—深窝眼；10—肿泡眼；11—突眼；12—近心眼；13—远心眼；14—小圆眼

①标准眼：又称杏眼，眼睛位于标准位置上，男性多见，特点是睑裂宽度比例适当，较丹凤眼宽，眦角软钝圆，黑眼珠、眼白露出较多，显英俊俏丽。

②丹凤眼：属美眼一种，外眦角大于内眦角，外眦略高于内眦，睑裂细长呈内窄外宽，呈弧形展开。黑珠与眼白露出适中，眼睑皮肤较薄，富有东方情调，形态清秀可爱。无论男女均为美眼标准之一。

③细长眼：又称长眼，睑裂细小，睑缘弧度小，黑珠及眼白露出相对较少，给人以缺乏眼神感，往往显得没有精神。

④圆眼：也称荔枝眼，大眼。睑裂较高宽，睑缘呈圆弧形，黑珠、眼白露出多，使眼睛显得圆大，给人以目光明亮有神、过于机灵之感，但相对缺乏秀气。

⑤眯缝眼：睑裂小狭短，内外眦角均小，黑眼珠及眼白大部分被遮挡，眼球显小，显得温和，但有畏光之感，缺乏眼睛的神采和应有的魅力。

⑥吊眼：也称上斜眼，外眦角高于内眦角，眼轴线向外上倾斜度过高，外眦角呈上挑状，双侧观看呈反"八"字形，显得灵敏机智，目光锐利，但有冷淡、严厉之感。

⑦垂眼：也称下斜眼，外形特征与吊眼相反，外眦角低于内眦角、眼轴线向下倾斜，形成了外眼角下斜的眼型，双侧观看呈"八"字形，在儿童则显得天真可爱，但下斜过度则给人以阴郁的感觉，显老态。

⑧三角眼：一般眦角多正常，主要由于上睑皮肤中外侧松弛下垂，外眦角被遮盖显小，使眼裂变成近似三角形、中老年人多见，也有先天性三角眼者，但少见。

⑨深窝眼：主要特征是上睑凹陷不丰满，西方人多见，眼型显得整洁、舒展，年轻时具有成熟感，中老年具疲劳感，显憔悴。

⑩肿泡眼：也称金鱼眼，眼睑皮肤显肥厚，皮下脂肪臃肿、鼓突，使眉弓、鼻梁、眼窝之间的立体感减弱，外形不美观，给人以不灵活、迟钝、神态不佳感觉。

⑪突眼：睑裂过于宽大，眼球大，向前方突出，黑珠全暴露，眼白暴露范围也多，若黑珠四周均有眼白暴露则俗称"四白眼"，是一种病态表现。

⑫近心眼：主要特征是内眦间距过窄，两眼过于靠近，五官呈收拢态，立体感增强，显严肃紧张，过度有忧郁感。

⑬远心眼：主要特征是内眦间距过宽，两眼分开过远，使面部显宽，失去比例美，显得呆板。

⑭小圆眼：主要特征是睑裂高、宽度短小，但本身比例尚适度，睑缘呈小圆弧形、眼角稍钝、眼白露出少、眼球显小、整个眼型呈小圆形态，影响与整体睑型的协调，给人以机灵、执着印象。

2. 不同眼型眼线设计（表3-2）

表3-2　不同眼型眼线的设计

眼型	眼型特点	上眼线	下眼线	修饰要点	修饰后效果
圆眼	睑裂短，睑缘弧度大	前端可适当向睫毛根外侧扩展，上眼线弧度最高点适当靠外侧，切忌在瞳孔正上方	尽量平直	上下眼线中部内收，且上眼线细并适当延长	从视觉上拉伸睑裂水平长度
吊眼	眼角内低外高，眼尾上扬	内眼角略粗，外眼角略细，并向外下方延伸	外眦可适当加粗和外扩	上下眼线眼尾略向下并延伸	减轻眼角上吊的感觉
垂眼	眼角内高外低，眼尾下降	前细后略粗，强调眼尾，眼尾要有挑角	紧靠睫毛根，细、淡、眼尾虚化	上眼线眼尾要有挑角，并尽量调整内外眦使之接近同一水平	使下垂的眼角有被提升的感觉

眼型	眼型特点	上眼线	下眼线	修饰要点	修饰后效果
向心眼	两眼间距小于一只眼，五官显得紧凑	弱化内眼角，眼线要细，眼尾要加宽拉长，强调外眼角	强调眼尾，从眼尾向内文到2/3或1/2处	向两侧扩展	使两眼有拉开距离的感觉
离心眼	两眼间距大于一只眼，五官显得分散	强调内眼角，眼线要略粗，外眼角避免外延	内侧文到内眼角，外侧虚化	向中线方向收拢	使两眼有拉近距离的感觉
小眼睛	睑裂较小，水平距离小于五眼	标准眼线基础上稍向外延伸	眼线细、淡，外眦部水平虚化	上眼线适当延长	使睑裂有增大的效果
大眼睛	睑裂过大，大于水平五眼	眼线位置紧贴睫毛根，忌外扩	尽量文在靠近灰线处，线条细、平、直	上下眼线均要细、平、直	使眼的轮廓有内收的效果
单睑或肿泡眼	眼睑大多肿胀，睑缘睫毛根不显露	标准位置设计	多不文	上眼线向外扩展	减轻眼睑沉重下垂感
突眼	眼球突出	线条细、平、直	细、淡、匀	瞳孔正中要细	减轻眼球外凸感

三、文眼线用具使用及技巧

1. 文绣机

文绣机是文饰技术操作中的主要工具之一，根据其色料存储方式分为蘸水式和注水式两种。根据其能源供应方式分为直流电式、交流电式和充电式三种，最常用的是交流电式和充电式。上乘的文绣机应具备以下几个特点。

① 声音小、速度快、无抖动，平稳耐用，有调速装置。

② 具有自动控制的安全针压设计，适当的针压使针尖保持在皮肤的一定深度。针尖可固定，插、取针容易而绝无脱针（飞针）危险。

③ 包式金属插针设计，可防止色料回流损失机器，增强了机器的耐用性。

④ 文绣机所配的针、针套、药杯等均系无菌包装，符合安全与卫生要求。

⑤ 可360°调整机器，长时间使用轻巧自如、方便。

⑥ 机身轻巧、精密度高，开启控制方便、重心稳定。

（1）工作原理

文绣机是一种小型电动机器，其外形如同较粗大的圆珠笔，配有稳压电源。机身内有一微型电动机，其转轴上的连杆与卡针具相连，开启时带动其运动。使用时，把机针插入卡针器具的十字孔内，套上针帽并调整针露出部分的长短，从而控制刺入皮肤的深浅。当电路接通时，调到所需挡位按下开关，文绣机的针被电动机带动高速旋转，做垂直运动以刺破表皮，并将特定的色料文饰到皮肤细胞之间的组织内，使之留下永久的颜色。一般文绣机刺入皮肤的深度应在0.5～0.7mm左右，不应超过1mm。

（2）使用方法

① 将针插入卡针的十字孔内插牢后套上针帽。

② 将针调整至适当的长度，一般针尖外露1mm左右。

③ 选择适当的挡位。一共有1～4个挡位，挡位越高，转速越快。

④ 接通电源，打开开关。术者选定手的支点，用45°以上的角度或垂直持机在预先设计好的图案上操作。

（3）注意事项

① 文饰前检查机器性能，根据文饰的深浅选择适当的挡位。

② 用前应先试机。试机时不可将针对着受术者的面部和眼睛，以免出现"飞针"造成意外事故。

③ 持机的手需有支点，以保证文饰动作的稳定。

④ 操作中，最好关机后蘸药水，以防针尖磨损变钝、变形。

⑤ 文绣机盒内配有的黑色色料是试机液，不能作为文眼线色料。

⑥ 文饰间歇时，机身勿倒置，避免色料倒流入卡针具，影响针的固定。

⑦ 停止文饰时，需关机。

⑧ 文饰机出现故障时应及时停机。

（4）维护及保养

① 使用前：做好机器的组装、消毒、试机。

② 使用中：按操作要求启动仪器，使用中注意关注仪器运转声音、稳定度、机身发热情况等，发现异常立即停机检查。

③ 使用后：关闭仪器，清洁及消毒机身。长期不用时将仪器放置于通风干燥阴凉处保存。

2. 手工笔

笔杆类似笔状，用笔杆夹紧固定手工针片，笔杆多为圆柱形或圆锥形。笔杆一端配有卡抱针片的装置，用来固定手工针片和调校针片的角度，控制其摆幅大小。为了防止操作时笔杆打滑或减轻操作者握笔杆的疲劳，大多在笔杆表面一定位置制有直文或斜文的浪花形纹理。手工笔笔杆一般选用手感稍重不易生锈、便于消毒，且外形美观的材料制作。

配套机针大多为不锈钢材质，一般多用单针、圆三、圆五或者排针等，根据操作者的操作习惯不同，合理选择适合的针具。

3. 其它类用品用具

① 色料杯。亦称色料戒指，由塑料制成的指环杯，作为文饰用品一次性使用。操作

时将其套在左手食指上，既不影响左手指固定文饰区域皮肤，又便于随时蘸取色料。操作时应严格执行一人一针一杯一帽制度。

② 消毒物品：1：1000苯扎溴铵（新洁尔灭）棉球、棉签、棉球缸、弯盘等。

③ 文眼线用药品：麻醉软膏、氯霉素眼药水、金霉素眼药膏等。

④ 文眼线辅助用品：一次性无菌铺巾、一次性无菌乳胶手套、小剪刀、小镜子、小推车、照明设备等。

四、文眼线美容色料

文眼线所用色料的颜色，取决于受术者的皮肤和虹膜的颜色。由于东方人虹膜多为黑褐色，皮肤颜色偏黄，因此文眼线所用色料原则上以黑色为宜，这样文出的眼线与虹膜及皮肤的颜色比较和谐。由于文眼线液的品种较多，在临床上有时常常将2～3种文眼线液进行调配使用，效果较好。

五、文眼线方法及注意事项

（一）文眼线的操作方法、步骤

1. 设计出理想的眼线型

2. 文绣机准备与调试

首先检查机器，安装文饰针、套，调整针尖外露长度在0.5～0.7mm，接通电源，调节转速，试行运转。文饰中应保证一人一针一杯一帽，以防交叉感染。一定要在保证安全的前提下进行工作。

▶ 微信扫码 ◀　　▶ 微信扫码 ◀

文眼线操作一：敷麻药及单侧左操作　　文眼线操作二：敷麻药及单侧右操作

3. 配制色料

4. 局部消毒、麻醉

用0.1%苯扎溴铵或氯己定棉球擦拭眼睑部皮肤消毒。用0.5%～1%可卡因行睑缘部表面麻醉，对于特别敏感、耐受力差者可酌情用2%利多卡因行局部浸润麻醉，但注入麻醉剂量不能过多，以防影响操作和造成眼线宽窄误差。

5. 体位

受术者取仰卧位，施术者坐于受术者头部一侧，以持笔式方法握持文绣机，将肘、手部找好稳妥支点，以免文饰过程中手部不稳而影响操作。

6. 操作姿势

操作者戴口罩、一次性无菌乳胶手套，右手持机，蘸取色料，靠腕力、握力和指力三力合一，在所设计的眼线型范围内操作。

7. 文饰手法

① 采用点刺法、点划法或线条续段法。依次按先上后下，由内至外的顺序文饰，深度0.3～0.7mm，以见到微细血珠为宜，要求运针有力、准确、力度一致、深浅掌握适度，力求文出光洁、平滑、流畅、过渡均匀的眼线。

② 文饰时边文边擦，先文出细线条再根据标准逐渐加宽，尽量使线条圆滑、流畅、自然。

（二）注意事项

① 涂抹麻醉药时，注意不能让麻醉药进入眼睛。尤其是高浓度的麻醉药会导致眼角膜损伤，严重的会导致角膜剥脱甚至失明。

② 严格掌握走针深度，不可过深，以防文眼线药水进入毛细血管而发生洇色。

③ 文饰过程中为减少恐惧感，应嘱受术者微闭双眼，同时禁止受术者突然抬头移动位置或用手接近眼睛，以防意外事故发生。

④ 文饰过程中应随时注意清除多余的色料和渗液，以利于观察文饰。

⑤ 随时保持眼睛内的清洁，色料进入眼睛应立即用眼药水冲洗。

⑥ 注意不要伤及泪点开口、睑板腺开口及睫毛根部。

⑦ 下眼线应文在靠近睑缘睫毛根内侧，线条细而光滑、整齐，内侧窄、外侧略宽，内侧不超过泪点；上眼线应文在睫毛根及上缘，较下眼线宽，颜色较深，内细外宽。文上眼线时不能将眼线的高点文在正对瞳孔内侧缘的睑缘上，以免形成"三角眼"，也不能将上眼线尾端上翘部分过分夸张，更不能将上下眼线尾端在外眦部相交重合，避免有眯死的感觉。

六、文眼线术后处理

① 文饰完毕，用氯霉素眼药水冲洗双眼，文饰的部位再涂一层抗生素眼药膏以防感染，最后用棉片将面部擦拭干净。

② 术后24小时内间断冷敷，便于消除局部肿胀。禁止热敷。冷敷时应将冰块放置于冰袋内，外裹消毒毛巾进行，每次冷敷时间为20～30分钟。不得将冰袋或冰块直接放于创面上，以免冰水渗入伤口造成感染。

③ 术后24小时内可用凉水洗脸，但不可沾热水，以防脱色。

④ 术后3天内创面保持清洁干燥，继续滴用氯霉素眼药水，每天4次（或在创面上外用消炎药，每天3次），以防感染。

⑤ 局部因注射麻醉药造成淤血者，术后2天可做热敷消除淤血。

⑥ 术后勿用手揉搓眼部，3～7天后自然脱痂。创面结痂后不宜接触热水蒸气等，以

防结痂软化脱落，影响着色。结痂要让其自行脱落，避免影响着色效果。

⑦ 术后对颜色不满意者，可在2~3周补色。

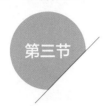

第三节

文眼线的并发症及预防

一、眼线颜色变蓝

① 形成原因：眼线液质量差，或选择、调配不当。

② 预防：进行文饰时应选择质量好的眼线液，调配眼线液时应选用黑棕色，以黑色为主，以防眼线变蓝；文饰不宜过深，以0.3~0.7mm为佳，即至表皮深层或真皮乳头层，以不出血或少出血为度，这样文出的眼线不易变蓝且不易晕染。

③ 处理：文眼线1个月后若发现眼线变蓝，可选择质量好的文眼线液再次文饰覆盖或修改。

二、眼线洇色

眼线晕染洇色是文眼线色料在文饰后至皮内向四周扩散渗透引起的，是文饰术中较棘手的并发症，一旦发生很难处理。

① 形成原因：文饰太深或文饰过度使组织破坏大，色料过多地进入组织间隙或细胞内，部分色料不能被组织吸附，随组织液流动扩散，达真皮网状层下，或刺破真皮下血管，色料随血液扩散；眼皮组织疏松，色料容易扩散，尤其是眼睑的内1/3处，组织尤为疏松，容易发生洇色；注射麻醉药过多或过于靠近睑缘，容易造成皮肤组织严重水肿，色料易随麻醉色料流动扩散；受术者凝血机制差，或在月经期文眼线，容易出血，色料易随血液进入周围组织；注射麻醉药针头粗、针眼过大或睫毛周围皮肤有破损，文饰时流泪或擦拭文眼线液时，色料会通过针眼或破损皮肤进入组织中向眼线外组织扩散；使用劣质眼线液，易流动，吸附力差，易扩散；术后当天热敷造成血管扩张，血液流动加快，血管通透性增加，处在不稳定期的色料即可随血流扩散；个体差异造成，有些人眼睑皮肤特别疏松，含水量多，对色料吸收差，如油性皮肤的人文眼线时就比干性皮肤的人难着色，且色料易扩散，吸附力差。

② 预防：注射麻醉药不宜过多，注射位置应离睑缘稍远一些。麻醉药中加入适量肾上腺素可防洇色，最好在注射15分钟后施术；文饰时应用细针操作，认真、细心，手法均

匀，不要图快；文饰不应太深，特别在眼内眦角；文饰前应详细询问受术者病史，有凝血机制障碍者或正处于月经期者不宜文眼线；选择易吸附、不易流动的文眼线液；术后第一天禁止热敷，若要减轻肿胀可采用冷敷。

③ 处理：可用高频电进行清洗，面积小的可一次清洗，面积大的分数次清洗；可选用激光去除眼线，特别是Q开关多波长可调激光，治疗后不留瘢痕；可考虑手术切除，伴有眼袋者可行眼袋矫正术并同时去除涸色区皮肤。

三、两侧眼线不对称

两侧眼线不对称是指眼线文饰后左右两侧眼线长短、粗细、宽窄、深浅、位置不对称。

① 形成原因：美容师工作粗心，审美观差；两侧注射麻醉药量不等，导致眼睑肿胀不同，文饰时双侧对称，肿胀消退后出现两侧眼线不对称。

② 预防：美容师应提高美学修养和审美能力；文饰时要认真操作，边文边擦拭，一般同时文双侧下眼线或双侧上眼线，以利于比较两侧的对称性；两侧注射的麻醉药量要一致，一般每侧0.5～1毫升，注射部位离睑缘稍远一些。

③ 处理：文饰术1个月后，对不对称的部位进行修补，多出部位无法覆盖时，可用激光或高频电清洗。

四、眼睑外翻

① 形成原因：美容师对文眼线的正常位置掌握不准确，下眼线文饰偏外，下睑缘外露过宽，看上去貌似"眼睑外翻"。

② 预防：文下眼线时应沿睫毛根部的内侧进行文饰，下眼线文好后，受术者站立平视，下睑内侧缘看上去似露非露，或下睑缘外露宽度不超过1mm。

③ 处理：将下眼线往内侧补文；如果眼线过宽，可采用激光清洗或手术切除的方法将外侧过宽的眼线除掉。

五、眼线不流畅

① 形成原因：美容师技术不纯熟，手的支撑点不稳；文饰时刺入的深度不一，速度不均，上下眼线偏斜。

② 预防：熟练掌握文饰要领，反复练习，最好采用文眉机文；文饰时肘部要找好支撑点，持机要稳，控制好腕部力量，边文边用棉球擦去浮色，以观察着色情况。

③ 处理：可在文饰1个月后进行修补。

六、熊猫眼

① 形成原因：美容师技术水平低，文饰原则掌握不当，文饰得过宽、过深；眼线文涸色，或使内外眦角的上、下眼线连接或用药物洗眼线时将染色扩大。

② 预防：美容师应准备掌握眼线的标准位置及形态。上眼线沿着睫毛根部的外侧文，根据实际情况，眼线可适当宽些，一般宽度为2～3mm。下眼线沿睫毛根部的内侧缘文，要求细、直、干净、清晰、流畅、不宜宽，一般在0.5～1mm；内、外眦角处的上下眼线不能连接；文饰过程中可随时让受术者坐起来，以观察眼线的形态。

③ 处理：将下眼线向内侧补文，如果眼线过宽，用激光把外侧过宽的眼线清除，或手术切除。

七、眼睑肿胀

注射麻醉药和文饰刺激导致组织损伤，属反应性组织水肿。一般1～2天后可恢复正常。

八、皮下淤血

① 形成原因：因局部麻醉时，注射针头刺破小血管造成皮下出血所致，皮肤表现为青紫色。

② 预防：注射麻醉药不应过深；注射针头首选5号或小于5号的细针头，进针时应避开毛细血管网，回抽时注意是否有回血；推药时动作要轻柔；出针时立即按压针眼1分钟；采用阻滞麻醉或表面麻醉可以避免刺破局部血管发生淤血。

③ 处理：注射麻醉药时，如出血立即压迫出血部位3～5分钟，出血多者应停止操作；文饰结束后要立即冷敷约30分钟；术后2天后热敷以利于淤血的吸收，局部淤血不需特殊治疗，一般6～10天可痊愈。

九、睑裂缩小

① 形成原因：文饰不流畅，文饰后眼线离睑缘太近；小眼睛上下眼线全文或者上下眼线在内外眦角处相连，视觉上产生眼睛变小的感觉。

② 预防：注意上下眼线的标准位置，切勿将整个睑缘都文满；上下眼线内侧要细，外侧要适当加粗，在内外眦角上、下眼线不能相交；小眼睛最好只文上眼线、不文下眼线。

③ 处理：此种情况应以预防为主。美容师应熟练掌握眼线的标准位置、形状及文饰原则，一旦形成眼裂缩小，可采用高频电沿睑缘后眼睑轻轻清洗，但清洗不应过宽过深，以免损伤睑板腺开口，造成睑板腺阻塞。

十、局部感染

① 形成原因：由于术前、术中消毒不严格，未严格遵守无菌操作原则，或术后不注意卫生，机体免疫力下降时，造成局部感染。

② 预防：文眼线前对文饰部位、文饰用具等进行严格消毒，文饰过程中应严格遵守无菌技术操作原则，文饰后连续3天保持创面干净、干燥，并滴眼药水对伤口进行护理，以防感染。

③ 处理：感染轻者，可通过局部点抗生素眼药水或涂眼药膏治疗，感染较重者，除局部应用抗生素眼药水或眼药膏外，还可口服适量磺胺类药物或肌内注射抗生素3～5天。

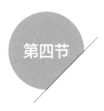

第四节

眼线素描及色彩表现技法

学习素描可以让文饰美容师更直观观察分析顾客的五官特色，更准确地塑造和矫正眼睛与五官的比例，展现出每个人独有的美。

眼线素描及色彩绘画欣赏见图3-6。

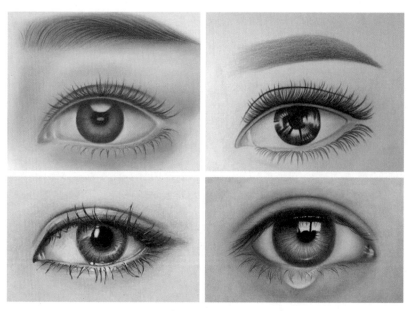

图3-6　眼线素描及色彩绘画欣赏

04

第四章

唇文饰美容技术

唇的分类、应用与功能

一、唇的分类

唇主要由皮肤、口轮匝肌、疏松结缔组织和黏膜组成。唇的范围包括上、下唇和口裂周围的面部组织。上至鼻孔底线，下至颏唇沟，两侧至鼻唇沟。唇分为上唇和下唇，两唇之间的裂隙称口裂，口裂的两端叫口角。唇的上、下唇均可以分成三部分：一是皮肤部，二是红唇部，三是黏膜部。红唇部为唇轻闭时正面所见到的赤红色部位，皮肤极薄，没有角质层和色素，因而能透过血管中血液颜色形成红唇。黏膜部在唇的里面，为口腔黏膜的一部分。

1. 上唇的表面结构标志

人类上唇的形态变化大，形态标志明显，对唇形美影响大。上唇的表面有人中、唇缘弓、唇珠三个重要结构。

① 人中和人中嵴：人中是指位于上唇皮肤部表面正中处的一条发育程度不同的纵沟，是人类特有的结构，也是构成上唇美的必要因素。人中部中央纵行的凹陷称为人中凹。人中凹上接鼻小柱，下续唇谷，高度为13～18mm，两侧隆起的边缘为人中嵴，其下方为唇峰的最高点。人中嵴两侧为侧唇区，以唇面沟与面颊部毗邻。

② 唇缘弓：唇缘弓又称唇线，是口唇皮肤部和红唇部交界处呈现出的弓形曲线。上唇唇缘弓的曲线起伏弧度变化大，形成了上唇的唇峰和唇谷。

③ 唇谷：位于唇缘弓的中央最低凹处。此谷上续人中凹，下与唇珠相毗邻。唇谷中央凹处形似钝角，称为中央角，东方人一般为150°～160°角。中央角两边呈弧形曲线，向两侧外上方走行续于唇峰内侧边。

④ 唇峰：唇峰是唇谷两侧的两个高高凸起，位于唇缘弓与人中嵴交界处，构成唇缘弓的最高部。唇峰中央最高凸起部也形似钝角，称左右外侧角，我国人一般为210°～240°角。两侧唇峰的两边向外续于口角，两侧唇峰的最高点比唇谷最低点高出3～5mm。

⑤ 唇珠：上唇唇缘弓中央，唇谷下前方有一结节状突起，婴幼儿更为明显，称唇珠。唇珠两侧的红唇欠丰满，形成唇珠旁沟，此沟的存在衬托得唇珠更显突出，突而欲滴的唇珠为唇形增添了魅力。

2. 下唇的表面结构标志

下唇形态变化较小，形态结构也较上唇简单。下唇唇缘弓（唇线）微隆起呈弧形，红唇部较上唇稍厚，突度比上唇稍小，高度比上唇略短，与上唇对应协调。下唇与颏部之间形成一沟，称颏唇沟。此沟存在与否，过浅或过深，都对容貌美有直接影响。

唇的表面结构标志见图4-1。

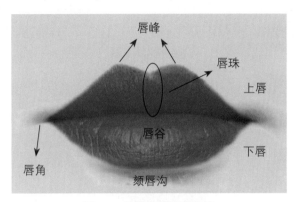

图4-1　**唇的表面结构标志**

二、唇的作用

唇是一个多功能的混合性器官，也是最具色彩、表情和动感，最引人注目的器官，是构成人的容貌美的重要部位之一。唇在面部的作用并不亚于眼睛，唇的形态、色泽、结构对容貌美影响很大。

1. 唇的美学功能及意义

唇是面部器官中活动能力最大的软组织结构，由于它有与面部表情肌密切相连的特点，使其不仅具有说话进食、吐出、吸气、吹气、亲吻和辅助吞咽等功能，而且具有表情功能。唇在容貌美学中的优势首先是色彩美，由于唇的皮肤极薄，没有角质层和色素，因此能透过血管中血液的颜色，加之该处血运丰富，表现为唇色红润，敏感而显眼。娇艳柔美的朱唇尤其是女性风采的特征之一。达·芬奇的著名肖像画《永恒的微笑》，其重点就在唇。由于唇是人的感情冲突的焦点，因此，有人称它为"面容魅力点"和"爱情之门"。

人中，是人类特有的结构，是上唇皮肤与唇红交界处所呈现的弓形，连接两端微翘起的口角，形似展翅飞翔的海鸥，给人以含有笑意的轻巧美感。西方画师称此弓为"爱神之弓"。

2. 唇的形态观察及分型

唇的形态因种族、年龄、性别等不同而有不同的特征，通常多以唇正面观、上唇高度、唇厚度、上唇侧面观、下唇侧面观、口裂宽度等来进行分类。

（1）唇的正面观

当上下唇轻轻闭拢，正面观看唇形轮廓时可分为三型：方唇、扁平唇、圆唇（图4-2）。

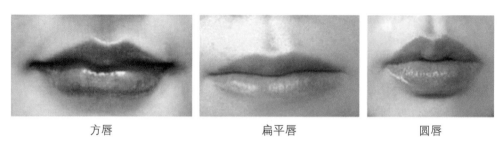

| 方唇 | 扁平唇 | 圆唇 |

图4-2　**唇型**

（2）上唇高度

按上唇皮肤的高度（鼻小柱根部至唇峰的距离）不包括红唇部，我国成年人上唇平均高度为13～20mm。

① 低上唇：上唇高度不超过12mm；

② 中上唇：上唇高度在12～19mm；

③ 高上唇：上唇高度超过19mm。

（3）唇厚度

指口唇轻闭时，上、下红唇中央部的厚度，分四种类型（图4-3）。

① 薄唇：厚度在4mm以下；

② 中厚唇：厚度在5～8mm之间；

③ 厚唇：厚度在9～12mm之间；

④ 厚凸唇：厚度在12mm以上。

上下唇厚度常不一致，因此，在测量中常把上下唇分别记录。黑种人唇多厚，白种人唇多薄，而黄种人居中。我国人上唇厚度平均为5～8mm，下唇厚度为10～13mm。下唇一般比上唇厚，男性比女性厚2～3mm。

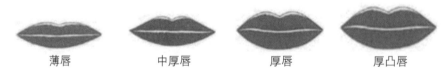

| 薄唇 | 中厚唇 | 厚唇 | 厚凸唇 |

图4-3　**唇的薄厚**

（4）上唇侧面观

指上唇皮肤部的侧面观察的形态，根据此部位前突程度，可分为以下类型（图

4-4）。

① 突唇型：上唇皮肤部明显前突，其中突出凹型占45.5%；突出直型占24.8%；突出凸型占9.5%；

② 笔直型：上唇皮肤部大体呈笔直形态，占19.3%；

③ 缩型：上唇皮肤部后缩，占1.0%。

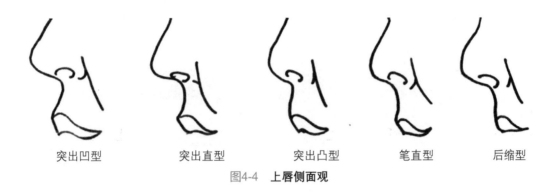

突出凹型　　　　突出直型　　　　突出凸型　　　　笔直型　　　　后缩型

图4-4　**上唇侧面观**

（5）下唇侧面观

分三种类型（图4-5）

① 凹型：占59.0%；

② 直型：占29.0%；

③ 凸型：占12.0%。

唇的侧面形态并不完全取决于面部骨骼的结构和牙齿的生长状态，还有明显的种族差别。白种人多为直型唇，而黑种人多为凸型唇，黄种人则多为凹型和轻度凸型唇。

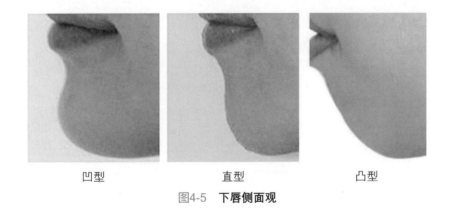

凹型　　　　　　直型　　　　　　凸型

图4-5　**下唇侧面观**

（6）口裂宽度

指上、下唇轻度闭时，两侧口角间距离，可分三种类型。

① 窄小型：宽度在30~35mm之间；

② 中等型：宽度在36~45mm之间；

③ 宽大型：宽度在46~55mm之间。

理想的口裂宽度，即口角间距之比为3：2，大约相当于两眼平视时两瞳孔的中央线之间距离。

但一般生活中常见的唇型大致有如下七种（图4-6）。

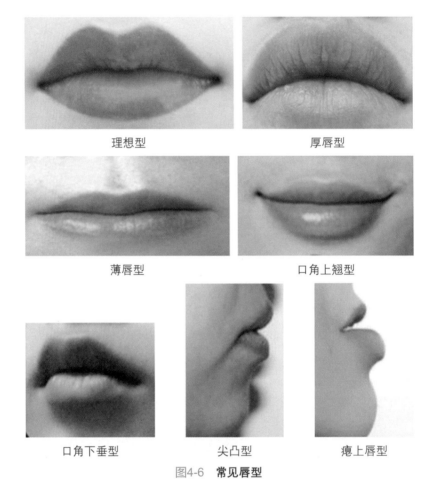

理想型   厚唇型

薄唇型   口角上翘型

口角下垂型   尖凸型   瘪上唇型

图4-6 **常见唇型**

① 理想型：唇轮廓线清晰，下唇略厚于上唇，大小与鼻型、眼型、脸型相适宜，唇珠明显，口角微翘，整个口唇有立体感；

② 厚唇型：口轮匝肌与疏松结缔组织发达，使上下唇肥厚、唇厚的唇峰高，如超过一定的厚度，唇型即有外翻倾向；

③ 薄唇型：唇的唇红部单薄；

④ 口角上翘型：由上下唇的两端会合而形成的口角向上翘，可以产生微笑的感觉；

⑤ 口角下垂型：突出特征是由上下唇会合形成的口裂两端呈弧线向下垂，给人以愁

苦、不愉快的感觉；

⑥ 尖凸型：薄而尖突的口唇，特征是唇峰高，唇珠小而前突，唇轮廓线不圆滑，尖突的唇往往伴有狭小的鼻子而影响整个脸型；

⑦ 瘪上唇型：正常情况下，上牙床位于下牙床之前，如上牙床位于下牙床之后时，就会形成上唇后退，下唇突出的形态，这种唇一般都是上唇薄、下唇厚。

唇的形态因种族、地域、个体、年龄、性别及遗传因素等而呈现出不同特征。唇外形有种族差异，如白种人的口唇较薄，黄种人稍厚，黑种人最厚。即使同种族之间也有群体或个体之间差异。此外，唇的美感观念也与上述诸多因素密切相关，一个大小、厚薄都很理想的所谓标准唇型，并不适合于所有的人，唇型的美与丑，不能脱离每个人的具体特征，只有与脸型相配，与五官协调，与性格气质相符的唇型，才能产生动人的美感和魅力。而且随着人们审美观念的转变，美的观念也有所不同。以往我国古代用"柳叶眉，杏核眼，樱桃小嘴一点点"来赞美女性美，而在现代女性中则认为"嘴大一些才显得漂亮，有精神"。

三、文唇的意义与注意事项

1. 文唇的意义

唇部的美化是女性化妆美容的重点与亮点之一，一直为女性所重视。我国古代就有"朱唇一点桃花殷"的诗句，来描述施用唇彩后女性的娇美。现在很多爱美的女性及职业女性，纷纷选择这种健康科学、简单的文唇术来进行唇部修饰与美化。文唇的原理同文眉、文眼线一样，只不过是在着色上变黑为红。在设计好的唇型上进行文饰，以使唇型变得更鲜明、自然、饱满、富于立体感，使唇长久地具有诱人魅力。文唇又称漂唇，简单地说就是采用文饰的方法，用文唇液来改变唇部的明暗关系，勾画唇线及为唇着色，以达到美化唇部的效果。它是一种创伤型的永久文饰，具有不会被水和一般物质所溶解的特点，可以省去每天涂口红的麻烦，而且不会因游泳、出汗等问题而破坏妆容。唇是面部最活跃的部分，一个美丽的唇型，对整个五官的美化起着非常重要的作用。通过文唇既能勾勒出永不褪色的唇线，又涂上了永不褪色的口红，始终展现一个迷人的红唇，因此，文唇受到许多女性的青睐。

2. 适应证

（1）文唇线的适应证

① 唇部外伤后瘢痕致唇弓缘不清或错位者。

② 先天性唇裂修补术后，唇缘对位不好或留有瘢痕者。

③ 正常人凡唇红线条不明显、不规则、不整齐要求加重唇的立体感、美感者。

④ 凡唇型不美想通过文唇线纠正唇厚、唇大、唇小、唇型下垂或唇峰不明显者。

（2）文全唇的适应证

文全唇时，均应先文唇线再文红唇部，所以，文唇线的适应证都适用于文全唇。此外，还有下列几种情况：

① 唇色不佳者；

② 唇部整形后红唇部遗留瘢痕者；

③ 红唇部有白斑或色泽不均匀者；

④ 唇线文饰过于明显，不美者；

⑤ 不理想唇线如黑色唇线、深棕色唇线等，清洗后用红色遮盖者应文全唇，以减轻唇线与红唇的色彩反差。

3. 文唇线（全唇）的禁忌证

文唇线与文全唇的禁忌证相同。

① 传染病、过敏体质、瘢痕体质者等；

② 唇部炎症者；

③ 精神状态不正常或精神病患者；

④ 过分紧张、犹豫不决、要求过高或亲属不同意者等；

⑤ 女性处于妊娠期月经期、产褥期、更年期及未成年者；

⑥ 唇色发暗者或血小板低于100×10^9/L者。

四、漂唇用具使用及技巧

1. 漂唇美容仪器

常用的漂唇美容仪器大多为全自动、数码液晶显示，集文身、文眉、漂唇、文眼线等于一体的多功能文饰一体机，但相比于眉眼的文饰仪器，漂唇美容仪器更有突出的特点。

① 超动力、上色快：漂唇美容仪器多为空心杯电动机设计，机械能消耗少，持续运转不发烫，转速可高达35000～45000转/分，快速叠加着色，上色速度快。

② 出针稳、不喷墨：机械运转性能稳定，波动小，出针平稳，下色流畅，不喷溅。

③ 低噪声：采用高阻尼降噪技术，超低分贝静音，有效舒缓顾客紧张情绪，使操作顺利进行，提高操作效率。

2. 漂唇美容色料

漂唇的颜色为红色系，一般采用两种或两种以上的颜色调配后使用。唇线的颜色略深，全唇的颜色也略艳丽、鲜亮。主要包括：

① 橙色——用于转乌唇，或调配于其它色料里面提高亮度，降低红度。

② 桃红色——亮泽的自然色。

③ 浅粉红色——调配其它颜色增加粉嫩效果。

④ 深粉红色——适合喜欢粉嫩效果的人使用。

⑤ 玫红色——常用主色，很红的颜色。

⑥ 大红色——常用主色，单独可用，标准的红色。

⑦ 深红色——暗红色，多用来调色，加深色度。

⑧ 紫红色——唇线。

在选择色料时，还要根据顾客的基础唇型、肤色、年龄、个人喜好等因素酌情选择。文饰制剂的品牌很多，由于厂家不同、品牌不同，造成颜色不一。也就是说同样一种颜色，由于品牌不同，颜色也会有所差异。这主要依靠美容文饰医师根据当时购进的色料颜色酌情调配，来达到最佳的文饰色彩效果。文饰制剂，一般使用前应用力摇匀，利于均匀着色。

3. 漂唇美容仪器的维护及保养

① 使用前：做好机器的组装、消毒、试机。

② 使用中：按操作要求启动仪器，使用中要注意关注仪器运转声音、稳定度及机身发热情况等，发现异常立即停机检查。

③ 使用后：关闭仪器，清洁及消毒机身。长期不用时将仪器放置于通风干燥阴凉处保存。

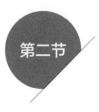

第二节

唇型的设计及文饰方法

一、唇面设计

根据唇部的美学知识，理想标准的唇型特征是唇型位置、形态、大小、色彩与鼻、眼和脸型匹配谐调。整体口唇轮廓线清晰、自然，唇色健康红润给人以立体、动态美感极富魅力。然而实际生活中，并非所有的人都具有上述标准美感的唇型。因此，在文唇之前，一定要结合求美者的具体情况做好唇型设计。

1. 标准唇线的画法

（1）定点连线画法

① 定上、下唇中点（2个点）：从鼻小柱中点沿上唇人中凹中线处，垂直向下，至颏前中央点引垂线。此垂线与上唇的唇缘弓交点即为上唇的中点（也是唇谷中央最低点）。

此垂线与下唇交点为下唇缘中点。

② 定口角端点（2个点）：两唇微闭时，口角位置在两眼平视时经瞳孔中点向下引的垂线上。以此定出两侧口角端点，设计两端口角时，可将其设计在口角端点稍外上方，这样勾画出的唇型线，可使口角处稍稍上翘，上翘的口角带有笑意，给人以甜美的感觉。

③ 定左右唇峰最高点及左右唇舟最低点（4个点）：定出两鼻孔的中心点，由此点向下沿人中嵴引垂线，并与上、下唇唇缘弓相交，上唇弓交点即为左右唇峰的最高点，下唇弓交点即为左右唇峰的最低点。

④ 将以上8个点，用自然流畅的弧形曲线连接画出，完成唇型的轮廓线。

（2）唇周画点连唇线法

此种画法比较随意、简单，是在原唇的基础上，构思出合适的唇型，并在唇周点上若干个小点，然后将这些小点连接起来，即可成为理想的唇型线。

无论用哪种画法，一般在完成唇型线设计后，还要根据求美者的喜好、年龄、性格、气质、职业等综合因素给予评价，并在原有唇型基础上做适当调整直至满意定型。

2. 唇型线的种类

口唇的外形因种族、地区、个体的不同而千差万别。优美动人的理想唇型并不是每个人都具有的，因此需要修饰美化。由于时代变迁，人们的审美观也随之改变，因此，人们所喜爱的流行的唇型也无固定的模式，下面介绍几种主要以唇峰最高点为标准的几种唇型线类型。

① 内1/3型唇型线。这种唇型主要特点是，唇峰最高点是在上唇中部到口角这段距离的内1/3处，唇峰最高点比唇谷高出3～5mm，唇峰中央角适中，形似山形，唇缘弓曲线起伏大，上唇的两端口角曲线微微向上，下唇较丰满，给人以感情丰富带有微笑，并具有豪爽大方之感。

② 1/2型唇型线。这种唇型的特点是，唇峰最高点位于上唇中部到口角距离的1/2处，且唇峰处上唇厚度与下唇厚度基本相同。特征是上下唇轮廓线匀称圆滑、美观，口唇动静态皆相宜，典雅秀美，比较适合于东方女性。且因唇型大小适宜，既不过分华丽娇艳，又不显小气内向，而显得沉静、秀美而大众化，是比较理想的唇型，适合于唇型条件较好的人。

③ 外1/3型唇型线。唇峰的最高点在上唇中部到口角距离的外1/3处，特点是口角轻微向下，唇部曲线更显圆滑，弧度平缓有宽阔感，显得高傲艳丽。通常适用于舞台歌唱演员，常常在上唇用一种夸张的曲线弧度，以达到总体上宽大醒目的平衡、夸张的效果。

上述三种唇型线，最易被大多数人所接受的是前两种。需要指出的是，并不是千篇一律地都要选择这两种唇型线，设计时必须根据每个人的具体情况去发挥、去完善、去创造出最适合的唇型，才能达到理想效果。

二、文唇应掌握的原则

1. 文唇线的操作原则

文唇线时所用的运针手法、进针的深浅和色彩的选择一般应遵循"宁浅勿深、宁淡勿浓、宁窄勿宽、色彩适中"的原则。

（1）选色原则

文唇线所选用的色料应依据受术者的年龄、肤色、唇色以及本人的要求，综合考虑选择配制。文唇线的色料应比文唇红的色料稍深，以强调唇型轮廓的清晰，但一定要注意唇线的颜色与唇红的颜色反差不能太大，两者色调要匹配、接近，才会显得自然。

① 唇型漂亮的人可选艳丽的颜色，以突出其天生丽质，反之，宜选不艳的颜色。

② 年轻人宜选桃红、粉红，显其天真自然的纯情美；中年人宜选较艳的颜色，突出典雅、端庄的风韵。

③ 肤色较白、唇色较红润者原则上选用玫瑰红或紫红色，忌用深红色；肤色较暗、唇色较浅者原则上选用大红色或紫红色，忌用浅红色；唇色发暗、发黑者原则上选择以2份的玫瑰红或深红色（视顾客对色泽的喜好）配上1份的橘红色，忌使用紫红色。

④ 大嘴、尖突型宜选用鲜艳、浅亮的颜色。

⑤ 性格内向者宜选用浅淡的颜色，外向者宜选择艳丽的颜色。

（2）着色分布原则

① 唇线略深、全唇略艳、先文唇线、再文全唇。

② 20～35岁女性唇色可文得略艳些，35～45岁女性唇色可文得略暗些。

（3）运针原则

① 运针手法以线条续段法为佳。线条续段法其特点是文饰实而稳、准，文饰出的线段连接成长线条。

② 以垂直进针的手法刺入，文饰时走针及线条要流畅、用力均匀，刺入深度一般不要超过皮肤基底层。

③ 不论是纠正厚唇、薄唇或一般的文唇线，都要紧靠唇缘弓，因人而定，也可适当向内向外加宽或缩小唇线，但应避免出现红线区和白线区，防止形成双重唇而失去美感。

（4）唇型与上下关系调整原则

① 人中长者将上唇线稍向外扩，增加上唇厚度，减小人中长度。

② 中短者将上唇线稍向内收，减小上唇厚度，增加人中长度。

③ 颏部比例小者将下唇线稍向内收，使下唇变薄，增大颏部比例。

④ 颏部比例大者将下唇线稍向外扩，使下唇变厚，减少颏部比例。

2. 文全唇的操作原则

文全唇亦称漂唇，文唇线所遵循的原则都适用于文全唇，但要强调以下几点。

① 应在原唇型基础上进行文全唇，不能脱离原唇型基础，在此前提下结合个体差异进行文饰加工、矫正。

② 应在文好唇线之后进行文全唇，之前应先文好唇线，唇线要文得细而实，线条应流畅自然。红唇部要文得匀而密，其颜色应比唇线略鲜艳。唇线与红唇部衔接要自然，避免出现红线区或白线区而形成双重唇。

③ 运针手法以连续交叉法或旋转法为最佳，文全唇时运针要轻、速度要适当、深度以小于0.4mm左右为宜，防止文饰过深出血而影响着色。

④ 注意文饰顺序，先上唇后下唇，从左向右均匀文饰，不可随意扩大或缩小唇型线，以防止走形。如果有不妥之处，待唇部消肿后再次补色，进行调整修正。

⑤ 文红唇的颜色略浅于文唇线的色料颜色，一般从唇外侧至唇中央，颜色由最深逐渐变浅，唇珠部颜色最浅。文全唇常常选用的颜色为大红色、朱红色、桃红色、玫红色、玫瑰紫色等。文饰时既可采用单色色料进行文饰，也可将两种色料配制文饰。两种色料配制的比例一般为1∶1，若要偏重于某种色料颜色则按1∶2配制，配制时注意将颜色搅拌均匀，感觉理想后方可使用。经验证明，文全唇时，一般以胭脂红色与桃红色调配、胭脂红色与大红色调配，文出的唇色效果较好。

三、文唇方法及注意事项

1. 文唇方法

（1）文唇线

① 设计出理想的唇线。

② 文绣机准备与调试，同文眉术。

③ 配制色料。参照上文原则，根据实际情况选择。

④ 局部消毒、麻醉。用0.1%苯扎溴铵或氯己定棉球擦拭唇部皮肤及黏膜消毒。用0.5%～1%地卡因棉片般片敷于局部，进行表面麻醉5～10分钟后，走针一遍，以棉签蘸取肾上腺素外涂，或用2%利多卡因局部浸润麻醉，文饰过程中可酌情随时补加麻醉。

⑤ 体位同文眉术。

⑥ 操作者戴口罩、一次性无菌乳胶手套，右手持机，蘸取色料，靠腕力、握力和指力三力合一，在所设计的唇线范围内操作。

⑦ 文饰手法。操作者左手固定唇部皮肤，右手持机，将针（单针）垂直均匀刺入皮肤，采用线条续段法，沿着预先设计好的唇线造型进行文饰，一般应先把整个唇线文饰一遍，以避免在操作过程中，因擦拭将画线擦掉而失去观察依据。继而往返文饰、加工。边

文边用浸有生理盐水加肾上腺素的消毒棉球擦拭，以利于观察着色情况和止血。擦拭时动作要轻，这样可减轻局部肿胀现象，如此反复文饰至唇线成型，术者与受术者双方满意为止。文饰结束后若还出血，可用棉签蘸少许肾上腺素色料，在文饰后的唇线上轻轻擦拭以减少出血。

（2）文全唇

唇型的设计、文饰准备、消毒麻醉等都与文唇线一致，在文好唇线的基础上，再进行红唇部的文饰。

文好唇线轮廓后，换复合针，以连续交叉法或旋转法反复填文红唇部。填文时，由左向右，从唇线部位开始慢速起针，向内以适中速度文饰，按次序文饰数遍后，擦去浮色及渗出液，检查上色情况，上色不足酌情填文，直到色泽均匀，术者与受术者双方满意为止。出血较多者，涂抹肾上腺素止血。最后，在文红唇部的色料中加一滴文唇线的深色色料，在唇线部位再加走1~2遍。

（3）术后处理

文唇线术与文全唇术的术后护理方法基本相同。

① 术后24小时内冷敷，次数视情况而定，以消除局部肿胀现象。

② 术后局部涂抹抗生素软膏，滋润唇部以防干裂脱皮及感染。

③ 文全唇者，术后局部反应重或有感染征兆，可连续3天全身使用抗生素类、抗病毒类及维生素类药物。

④ 防止起疱及感染等情况发生，术后当天禁吃热、烫、辣食物，多吃蔬菜、水果。文唇线者，至少3天内不食刺激性食物和饮酒；文全唇者，至少1周内禁食辛辣食物和饮酒，并尽量保持大便通畅。

⑤ 饭后用淡盐水或清水漱口，保持唇部清洁。文全唇者术后2天内局部不沾热水。

⑥ 术后3~7天脱痂。结痂应自然脱落，不可用手抠抓，以免着色不均影响效果。

⑦ 文唇线者，脱痂后，若颜色变浅或着色不理想，可在2~3周后补色；文全唇者，脱痂后局部色泽暂时呈粉白色，半个月左右颜色逐渐恢复自然，若着色不理想者应等1个月后再行补色修正。

2. 注意事项

（1）文唇线术中注意事项

① 色料选择一定要让受术者认同，一般唇线的颜色应稍深于红唇的颜色。

② 切忌文唇调色加"棕色"或"咖啡色"色料，以免文后颜色发黑。

③ 术中应遵循"宁淡勿浓，宁细勿宽"的原则，并尽可能地接近红唇缘。

④ 切忌局麻前未设计好唇型，麻醉后再设计唇型，易出偏差。

⑤ 切忌文饰太深，造成唇的边缘出现瘢痕。

⑥ 使用单针文饰，针与皮肤成45°角，操作4～5遍，上色效果最好。

⑦ 严格执行无菌操作原则，动作轻柔，减少不必要的损伤。

⑧ 术中使用的药棉，切忌太过潮湿，务必拧干再用，否则同样会影响色泽渗透。

⑨ 文唇针不应在同一位置停留太久，否则易造成色块不均。

（2）文全唇术中注意事项

除以上文唇线的注意事项外，文全唇时还应注意以下事项。

① 色料选择及配制与文唇线基本相同，但要注意其上色的原则是由唇外侧向内侧，颜色逐渐由深到浅，唇珠的颜色最浅，以显示唇的立体感。这种分层次上色，文出的全唇色泽柔和自然，既不过于鲜艳夸张，又富有立体感。

② 文完唇线后换复合针进行红唇部的文饰。

③ 应遵循"宁浅勿深，宁淡勿浓"的原则，切忌文饰过深、手法过重造成局部出血，洇色或瘢痕形成。

④ 注意两侧口角处的填色，操作时应嘱受术者张口，填文口角，上下唇口角处注意对称。

⑤ 上下唇填文时，应注意向内侧黏膜部过渡要自然柔和，以免张口时文饰过的红唇区与内侧黏膜之间界线明显反差大。

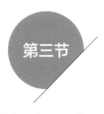

第三节

文唇的并发症及预防

由于人体唇部组织结构特殊，并且唇部组织内毛细血管及腺体丰富，在文饰过程中容易造成出血，机体免疫力下降，易受到病毒、细菌侵袭，产生并发症。文唇后的并发症主要表现为：由Ⅰ型病毒引发的单纯疱疹及厌氧菌引起的痂下化脓性感染；由金黄色葡萄球菌导致的创面化脓性感染，感染后产生的瘢痕、排异反应及腺体异位产生的粟丘疹等。

一、文唇感染（单纯疱疹）

单纯疱疹是由单纯疱疹病毒引起。健康人中50%～75%为病毒携带者。病毒常存在于患者和携带者的分泌物，如唾液中，文唇时的机械性刺激和唇部创伤是引起疱疹的主要原因，多数人术后3～7天开始起疱。起初从唇边缘一侧起几个小疱，也有人在下巴或者是鼻子下面起疱，虽距离创面较远，但这些同属于病毒感染。如果不及时治疗，疱疹发展得很快，往往一夜之间就变得满嘴起疱。

唇部单纯疱疹应积极进行抗病毒治疗，不能用金霉素、红霉素等抗生素药来治疗。如果因用药不对症，延误了治疗时机，使得疱疹得不到及时治疗，疱疹下会出现脓点迅速发展到整个唇部，形成唇部痂下化脓、出血，严重的甚至有发热，这些症状是继发性厌氧菌感染的症状。如果这时候再得不到及时有效的治疗，轻者会因感染过深而影响留色且留下瘢痕，重者会引发其它疾病，甚至造成不堪设想的后果。

单纯疱疹的治疗方法：轻者口服阿昔洛韦片，连服6天；重者肌内注射干扰素，用量30μg，7天1次。外用治疗可将疱疹挑破，将阿昔洛韦注射液一支用棉片敷于唇部20分钟，每天1～2次。除注意保护创面外，同时口服维生素C及B族维生素、牛黄解毒片等药物，嘱患者多食水果、蔬菜、清淡类食物。

二、创面细菌性感染

创面细菌性感染的原因多为文饰前消毒不彻底或文饰后未采取有效的预防措施，造成创面的金黄色葡萄球菌等细菌性感染，主要表现局部创面糜烂、红肿，重者化脓、疼痛明显、创面不愈合，如不及时治疗，会造成脱色，甚至留下色素沉着和瘢痕。应及时行全身局部抗感染治疗，为预防感染发生，术毕应注意唇部的清洁消毒，常规涂抗生素软膏以保护创面，术后可酌情口服抗生素类药物，并做到进食后及时用生理盐水漱口并清洁唇部创面，早晚涂抗生素软膏。

三、痂下化脓性感染

绝大多数患者是在疱疹出现后，大量厌氧菌造成的痂下化脓性感染。

① 痂下化脓性感染的预防方法：每天定时涂唇部修护液（膏），连用5～7天。

② 痂下化脓性感染治疗方法：轻者取甲硝唑5毫升，用棉片敷于唇部半小时，然后用棉签蘸甲硝唑清创，每日1～2次。重者除以上外用方法甲硝唑湿敷外，还需静脉滴注甲硝唑。每日1次，250毫升，连续3天。

四、慢性唇炎

文唇术后出现局部红肿，有少量渗出液，瘙痒剧烈；若长时间文饰，则口唇干燥皲裂，脱屑明显，瘙痒较轻，受术者多有激素使用史。

治疗时，急性期给予冷敷以减轻局部红肿，可口服盐酸西替利嗪、维生素C等抗过敏药物，局部给予派瑞松等激素类药膏外涂，保持唇部清洁，一般病例7～10天即可痊愈。对于反复口唇干燥、皲裂、脱屑、瘙痒及反复出现溃烂、给予抗过敏治疗无效者，可采用激光祛除文饰，多可痊愈。

五、文唇局部排异反应

形成唇部排异反应的主要原因是：由于文饰过深导致皮肤深层沉积的色料过多，有机色料的毒副作用以及敏感体质。三种原因中必须具备两种以上，才会形成排异反应。主要表现为文唇术后局部渗液多，唇周潮红发痒有苔藓样改变，处理时应注意局部创面清洁保护，可用庆大霉素液加地塞米松局部涂擦或湿敷，也可用可的松眼膏外涂。同时可酌情给予抗过敏类药物如氯苯那敏等口服治疗。局部反应明显者，应同时给予抗生素类药物治疗，以预防并发细菌性感染发生，因此，在文饰操作过程中，要严格控制进针深度，同时尽量选择品质优良的唇部色乳，避免排异反应的发生。

六、文唇并发症的预防

首先，文饰前向求美者说明文唇后容易出现的问题，让其了解、重视并积极配合术后护理，以便尽量减少并发症的产生。

其次，文饰时要严格进行口周及口腔内部的清洁与消毒，文饰师要严格遵守无菌操作原则。文饰术中使用1‰的新洁尔灭棉片擦拭，文饰过程中所用的相关用品（针、针帽、一体针、色料杯、铺巾等）均采用一次性无菌材料，用后妥善处理。

最后，文饰后口服阿昔洛韦，连服6天。同时注意口唇周围的卫生清洁，每次进食后注意清洁唇部及用甲硝唑漱口，按时涂抹唇部修复剂。

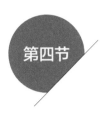

第四节

唇素描及色彩表现技法

一、唇部的塑造规律

首先，由于作画角度的不同，按照近大远小的透视规律画出嘴和上唇结节两点，即人中下方的三角形豁口所产生的左右大小的比例关系，这个豁口不能画得过宽，一定要对照整个唇的宽度比例进行表现（图4-7）。其次，在画唇时不能盲目强调唇红润的固有色，通常上唇要略重于下唇。再有，在表现唇边缘时，不应将唇的边缘轮廓勾死，也就是说不能把边缘画得像剪影那样，而是要更多地去表现体积（图4-7）。希望大家通过观察唇部体块三视图的三个石膏唇的常见角度，能更好地理解唇部透视。

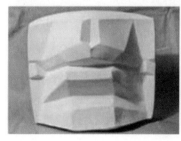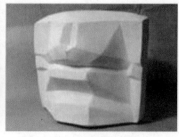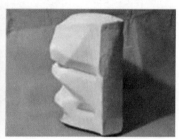

图4-7 **唇部体块三视图**

唇部在横向上是一个半圆柱体，在表现时要尽量画出中间唇实（凸出）、两侧嘴角虚的感觉。同时，从表现手法上来讲，嘴部的中间部位可以用一些相对较清晰的线条顺着形体的方向排线，然后将嘴角部分的线条揉虚，这样一来，实的东西往前走，虚的东西往后退，唇部形体的空间感自然就加强了。

另外，在表现上唇结节时要注意它的形体对于上唇交界线形状的影响（图4-8）。

此外，口裂是表现唇部表情的关键。在表现对象唇部表情时，要注意由于上下唇的开合以及微笑、痛苦等表情所造成的口裂起伏的变化。表现时可先把握住唇部标准的起伏和深浅变化，再根据模特的实际情况灵活处理，不要将口裂简单地画成一条直线了事。一般来说，在素描头像写生时，故意将对象的嘴巴张开可以增加对象的生命力以及画面吸引力。如图4-9，图片中的嘴巴都是张开着的，并且露出了几颗牙齿，感觉非常生动。并且，通过牙齿坚硬的感觉反衬出了唇的肉感，似乎用手按一下就会软进去的感觉。

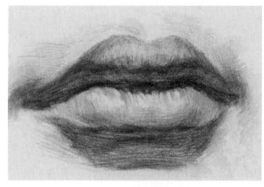

图4-8 **上唇交界线形状**

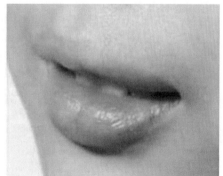

图4-9 **口裂**

二、唇部表现步骤的要点分析

① 对象上唇空间感较弱，起稿时强调上唇结节。

② 上下唇的明暗交界线变化丰富，在刻画时要注意随着形体和光源而调整。

③ 整个唇中间实、强对比，两侧虚、弱对比，并且嘴角周围的小灰面能使嘴角更柔和。

④ 表现口裂时要重点强调上唇结节下方，下笔肯定些，并且向左右逐渐弱化（图4-10）。

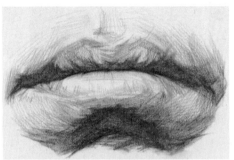

图4-10　**唇部的表现**

三、唇部的性别特征

男性对象：男性口轮匝肌起伏明显，块面转折感强烈。人中和唇边缘偏方，唇部周边通常生有胡子。

女性对象：女性口轮匝肌起伏不明显，与其他部位穿插交界处基本平滑过渡。人中和唇边缘轮廓圆润，下唇光滑，高光强烈。

四、唇部的年龄特征

青年对象：年轻人肌肉饱满，结构清晰而富有弹性，皮肤光滑且无明显皱纹。唇厚，轮廓明确，高光明显（图4-11）。

老年对象：老年人肌肉松弛，口轮匝肌表面纵生许多皱纹。肌肉饱满度不够，嘴角横向拉长。唇不润泽，高光面积和亮度减弱。

五、唇部的角度特征

① 正面仰视角度唇部表现规律：仰视唇的外形呈向上的圆弧状，画时应注意两嘴角与口裂的最高点之间的距离以及所形成的口裂弧度。透视越大，弧度越大。上下唇的亮部变窄，暗部变宽。

② 正面俯视角度唇部表现规律：俯视角度的唇部外形呈向下的圆弧状，口裂弧度向下。颏唇沟只能看见部分，或者看不见。重点刻画上唇方肌与下唇的体感与空间感。

③ 半侧面角度唇部表现规律：半侧面的唇部在绘画时要注意横向上的透视，近大远

小。抓住唇部中心透视线的透视方向，确定唇部左右两侧的大小和宽窄变化，并且还要注意中心透视线本身的起伏转折变化。

④ 全侧面角度唇部表现规律：唇的外形在侧面表现中需要画得饱满一些，这样有助于肉感的表现。上唇的上翘、下唇的下垂要更加明确地表现出来。

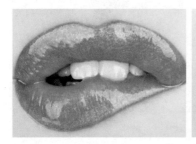 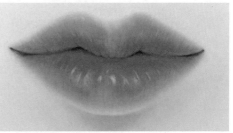

图4-11　**唇部表现技法**

第五节

眉、眼、唇素描及色彩整体造型设计欣赏

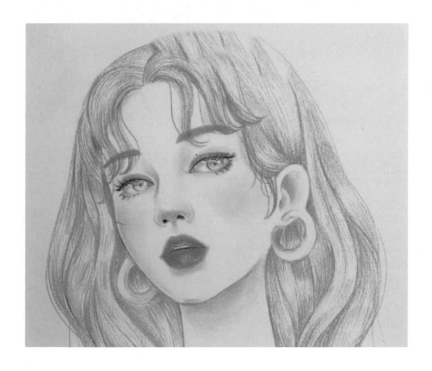

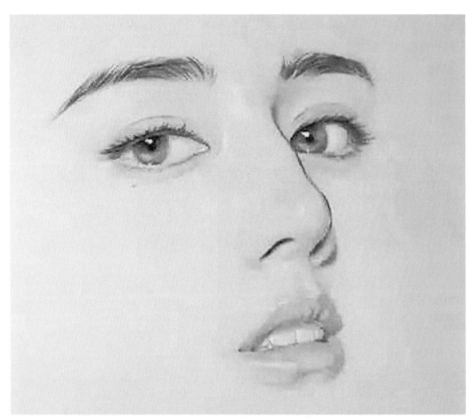

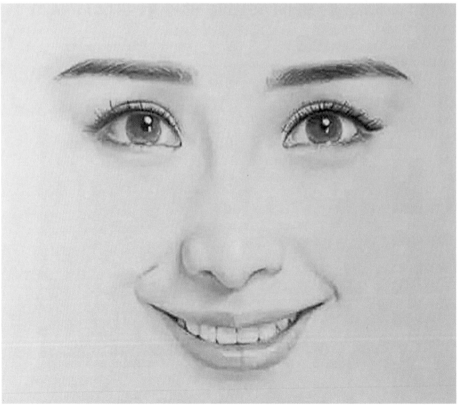

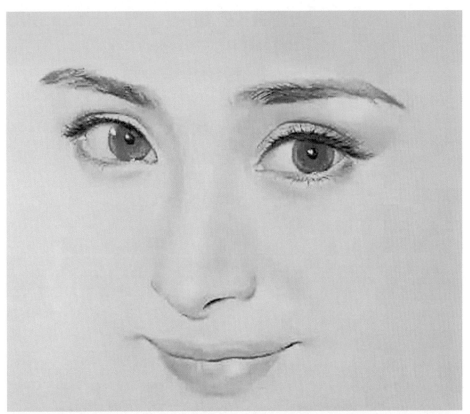

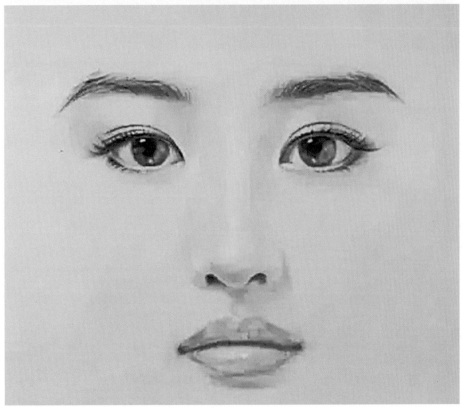

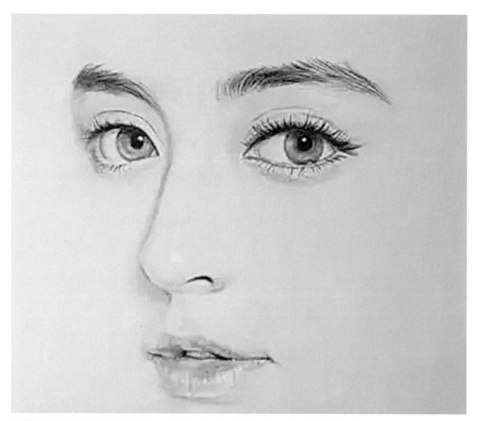

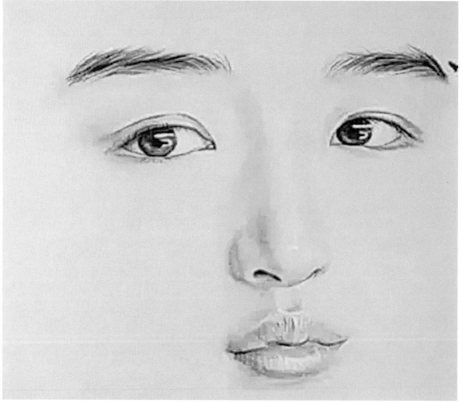

05

第五章

不良文饰的
处理与修复

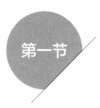

第一节

临床常见的不良文饰及处理

一、文饰师没有很好地掌握审美观和色彩搭配常识

文饰眉眼唇是否美观，轮廓设计是关键。文眉操作前应根据顾客眉毛自身的特点和眉弓的形状进行设计，使眉型可随之移动；文眼线操作前应根据顾客的眼型、眼睛大小、间距进行设计，使眼型更加清晰，改善眼型本身的小瑕疵；文唇操作前应根据顾客自身唇色、唇型的缺陷进行设计，使唇部看起来健康饱满。

文饰过程中使用色料颜色单一，易出现眉毛呆板不自然、唇过于饱和而不真实，服务后被顾客诟病等问题。色彩搭配、分析能力在文饰美容的用色上起着决定性作用。

文饰所用的颜料色彩包含了冷色系与暖色系；文眉与文眼线较适合用黑色、黑灰色、灰色、深棕色、浅棕色、巧克力色、咖啡色等颜色；文饰唇则较适合用红色、紫红色、亮粉色、浅粉色、暖橘色等颜色。东方人的发色多属于混合发色，常含有灰色调、咖色调等，色彩选择还应根据顾客的发色及肤色而定。

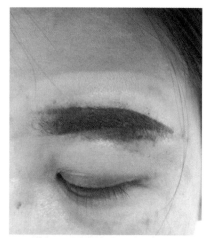

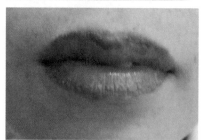

图5-1　**眼部和唇部的局部感染**

一般针对发色与肤色偏黑的顾客，用自然灰色加1~2滴黑色文饰眉与眼线，用水蜜桃色文饰唇部；发色偏黄、肤色偏白用自然灰色加1~2滴咖啡色文饰眉与眼线，用粉红、橘红等偏红的颜色文饰唇部，这样使整体看起来自然协调，与妆容相协调。

二、文饰师没有很好掌握医学基础知识

只有文饰师熟练掌握医学文饰规范操作程序、局部解剖部位的禁忌证以及正确的无菌

技术，才能创造出生动漂亮的文饰作品。

1. 局部感染的医学基础知识

① 表现：局部创面红肿、渗液、分泌物多或有小脓点、毛囊炎，受术者自感疼痛、发热、发胀（图5-1）。

② 预防：术前、术中严格按无菌操作进行，术毕时应清洁创面、涂抗生素软膏，术后定期随访，注意创面清洁卫生。

③ 治疗：发生感染后，应立即使用生理盐水或新洁尔灭清洗感染部位，每日对创面进行清洁换药；口服或借助抗生素，严重者应静滴给药，直到痊愈。

2. 交叉感染的医学基础知识

由于肝炎、艾滋病等病毒可以通过创面渗液、血液、泪液、唾液等传播，因此若不注意，易造成潜在性、医源性交叉感染。主要预防措施有：

① 严格消毒文饰器具，为了防止乙肝，艾滋病毒交叉感染，应选择具有杀灭病毒的新型消毒液浸泡器具，或采用高压消毒等有效方法进行器具消毒。

② 严格按每人一针、一套、一杯的操作要求，杜绝多人共用一套器具。

处理措施为：一旦发生、发现有交叉感染迹象或症状应及时请专科医师处理。

3. 掌握文饰美容的禁忌证医学知识

① 眉毛及眉弓过于倒"八"字，两个眉弓高低悬殊，或两只眼睛大小悬殊者不宜文眉；

② 颧骨高、眉弓高、眼凹者不宜；

③ 眉毛未长在眉弓上，或眉上下运动过于频繁者不宜；

④ 瘢痕体质与文眉制剂过敏体质不宜；

⑤ 有病变者，如血管瘤、皮脂腺囊肿、脂溢性皮炎者等不宜；

⑥ 神经障碍者、对文眉效果要求脱离实际或期望过高者、家属不同意的均不宜。

4. 掌握应对过敏反应的医学知识

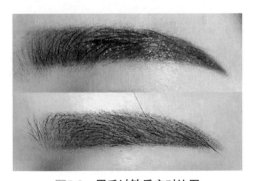

图5-2　**眉毛过敏反应对比图**

过敏反应可分为延迟性和即刻性反应。

① **即刻性反应**：当用药后，立即发生极严重的类似中毒的现象，如突然惊厥、昏迷休克、呼吸心搏骤停而死亡。这种类型在文饰麻醉用药时应特别警惕注意。以往有文献报道。在1%地卡因液点眼致过敏性休克以及应用奴佛卡因、利多卡因行局麻时可引起过敏性休克。

② **延迟性反应**：术后局部出现过敏性皮炎，表现为文饰区红肿、水疱、糜烂、渗液结痂、脱屑或者局部组织粗糙增厚等，若处理不当会并发感染，后果严重。此种类型有一定潜伏期，接触后数小时或数天后出现反应，文饰术中以对文饰液发生过敏者多见（图5-2）。

过敏反应的预防措施是：术前详细询问受术者是否有过敏史；杜绝使用伪劣、过期药品和文饰液。

过敏反应的处理措施是：

① 严重过敏反应：应立即给予脱敏药物，如钙剂、异丙嗪、可的松类激素药物肌注或静滴；吸氧。若出现过敏性休克应行抗休克治疗，如呼吸心搏停止则按心肺复苏方法原则迅速抢救，并立即请急救医师处理。

② 一般过敏反应：

a.全身应用抗过敏、抗感染类药物。

b.局部可应用止痒、消炎抗敏、消肿类药物。如果出现轻度红斑、丘疹、少量水疱无渗液时，可用炉甘石洗剂，激素类乳膏或霜剂。若有明显糜烂渗液，可用3%硼酸液或庆地液敷，待渗液明显减少后可换成激素类霜或膏类制剂外用。

TIPS：色料过敏小知识

表现：局部红肿，有血性渗出液。局部皮肤发痒、发白、脱皮等症状。且病程长经久不愈。

治疗：用地塞米松2毫升加生理盐水5毫升制成混合液体，用纱布浸湿后，敷在过敏区20分钟，再用庆大霉素1支涂抹局部，二者可交替进行，每日1～2次。口服抗过敏药，带红肿期消退，可行电针烧灼处理。

三、使用质量低劣器具及不合格色料

美需要建立在安全之上，不良商家为了牟取商业利益，滥竽充数，使用劣质的色料欺瞒消费者，导致文饰术后颜色变蓝、变红或脱痂后颜色随之褪去，给顾客带来痛苦和许多

不必要的麻烦，同时，由此产生的纠纷也会给文饰师带来麻烦。因此，选择正规厂商生产的合规色料是提供优质服务的基本保障。

四、文饰师的操作技术未达标

每个顾客的皮肤状况千差万别，优秀的文饰师能根据皮肤敏感与否、角质层厚度、眉毛生长的方向等选择适合的工具，控制植入的深度、密度。眉头与眉梢颜色应略淡、密度略疏，而眉腰颜色需较重、密度相对大一些，这就是文眉中的浓淡相宜。文饰手法切忌过深过密，文得太深、刺入皮肤的深度超过真皮层，色料会被色素细胞吞噬而变蓝。无论过深或过浅都是不良文饰，都会导致文饰局部变色或者晕开。文饰师技术不娴熟最易导致眼部损伤，主要包括以下几种。

1. 飞针误伤眼球

因文饰机速度快、文针尖锐、如安装不牢、造成飞针或操作失误（尤其在文眼线时），可导致角膜、眼球刺伤、甚至失明，应特别警惕预防。因此操作前应检查文针是否安放牢固，并应先试行开机，稳定后再进行文饰。文饰时应精力集中，文针应始终避开角膜或眼球。若一旦不幸发生误伤眼球，应立即请眼科医师处理。

2. 过敏性结膜炎

文眼线过程中有时使用地卡因或抗生素眼液会导致过敏性结膜炎，出现眼球结膜充血、分泌物多、眼痒、畏光溢泪等过敏症状。其主要处理措施为：

① 及时应用生理盐水冲洗结膜；

② 局部点用可滴松眼液、眼膏；

③ 口服氯莱那敏等抗过敏药物；

④ 静推葡萄糖酸钙液。

3. 角膜损伤

角膜损伤主要容易发生在文眼线服务过程中。一种可能是机械性角膜损伤，如：文针不小心刺伤或不恰当擦伤造成角膜损伤，应及时处理，预防感染，否则会遗留角膜斑翳、影响视力；另一种可能是表面麻醉方法不当或浓度较大，造成角膜上皮剥脱甚至感染。常常在使用地卡因液做表麻时发生，正确做法是：

① 使用浓度0.5%~1%的地卡因滴液2~3次，3~5分钟后即可发生表麻作用，维持约20~30分钟，临床应用比较安全。

② 若滴用次数过多或应用大于1%浓度地卡因液，可使角膜上皮水肿、剥脱甚至中毒。一般表现为畏光多泪、角膜水肿与混浊、荧光素染色阳性。因此，文眼线时应尽量少用浓度1%的地卡因液直接点眼，最好用1%地卡因棉片敷于睑部、避免麻醉药接触角膜。禁用大于1%浓度的地卡因液。

③ 一旦发生角膜损伤，应及时用抗生素眼液滴眼，防止感染，晚睡时涂眼膏，以促进角膜上皮恢复。

4. 其它眼部损伤

① 文饰时，局部注射麻醉药导致暂时性上睑下垂；

② 文眼线时损伤下泪点，导致溢泪；

③ 文眼线时感染导致睑缘瘢痕，引起睑缘形态改变；

④ 文眼线时损伤睫毛，导致睫毛乱生。

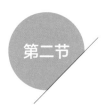

第二节

文饰技术失败修复处理方法

一、空针密文褪色法

空针密文褪色法是不蘸任何色料，用文饰针在局部皮肤上来回划刺，人为造成表皮的机械性损伤，数日皮肤表面结痂自然脱落，从而使文饰的颜色变浅，此方法仅适用于着色表浅的文饰者。

1. 空针密文褪色法步骤

① 对文饰部位皮肤进行常规消毒。

② 将文眉机机芯清洁干净，插入新针，不蘸色料，在拟遮盖处皮肤表面空针致密地进行文刺，刺入的深度约0.8~1.0mm，出现"滴状出血"方可。

③ 用敷料压住创面10~20分钟，减少出血。

④ 于创面涂消炎眼膏，暴露创面。

⑤ 保持创面清洁干燥，一般7~10天痂皮自然脱落，文饰的颜色可变浅、变淡。

2. 空针密文褪色法去除术的优点

空针密文褪色法去除术相对于传统方式相比有以下优势：

① 安全有效：减少药物损失，效果明显更安全。

② 无创无痛：疼痛小，无创、无痕改善肌肤。

③ 快速恢复：治疗简单快速，时间短，无须恢复期。

3. 空针密文褪色法去除术的缺点

空针密文褪色法去除术相对其它手术方式比较安全，但是也存在以下缺点：

① 瘢痕增生：可出现在磨削的任何部位，且女性为多。一般轻度瘢痕增生1年左右可自行消退、变平。必要时1年后再行皮肤磨削术，将增生瘢痕磨平。

② 出现局部淤血：表现为青紫，较少发生，可能持续1～2周，才能自行消失。

③ 疼痛：空针密文法修复不良文饰时疼痛感较明显。

需要特别提示的是：空针密文褪色法去除术后要注意保证手术部位清洁，防止感染。

4. 空针密文褪色法去除术注意事项

① 治疗结束后结痂前局部保持清洁干燥，避免沾水；

② 治疗后3～7天左右会结痂，不要用手硬揭，以免留下瘢痕，7～10天结痂会自然脱落；

③ 术后1周内避免食用刺激性食物，如辛辣刺激性食物和海鲜、虾蟹等易过敏食物；禁止吸烟、饮酒；

④ 术后1周内避免做修复部位的皮肤护理和局部按摩；

⑤ 空针密文褪色法去除术不适合精神病患者和内分泌疾病患者。

空针密文褪色法去除术的原理是利用电流产生高压电火花来燃烧皮肤，使其脱水炭化，让皮肤细胞死亡、结痂、脱落，把颜色带走（与扫斑机原理相同），洗浅层颜色（不超过2mm）不留瘢，因为表皮有横向生长的功能，但深层的颜色很难洗掉，而且燃烧过的深层皮肤会留下一层叫作"半炭化硬结层组织"（就像纸燃烧后的黄迹），它影响深层组织向上生长，所以往深处洗一定会留瘢。另外，空针密文褪色法去除术还有一定的副作用。

二、洗眉水褪色法

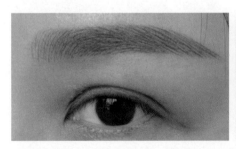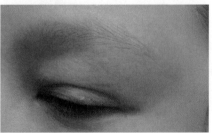

图5-3　洗眉前后对比

洗眉水褪色法是用"空针密文法"进行表皮机械损伤后，再用脱色剂使文饰颜色变浅的方法（图5-3）。

1. 洗眉水褪色法处理步骤

① 对文饰部位皮肤进行常规消毒。

② 用文眉机反复致密空文。

③ 用消毒棉签蘸脱色剂均匀擦2～3遍。

④ 3分钟后，蘸消炎剂涂擦。

⑤ 干燥后局部涂抗生素眼药膏、暴露创面。

⑥ 术后皮肤表面渗出液较多，24小时后可清洁创面1次，1周内不得沾水，7～10天痂皮自然脱落，颜色变浅。

2. 洗眉水褪色法的适应证

① 眉型尚可但颜色不佳者。

② 上眼线文饰过宽、外眼角过长者（下眼线不用此法）。

③ 唇线过宽者。

三、遮盖法

即用近似肤色的颜料文刺需要遮盖的皮肤。

四、电灼褪色法

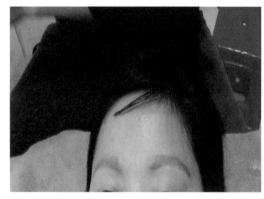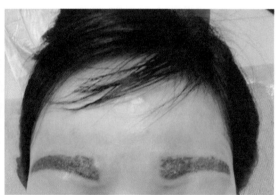

图5-4　**电灼褪色法前后对比**

1. 电灼褪色法步骤

（1）去除失败文眉步骤（图5-4）

① 签署手术协议书。

② 常规皮肤消毒，局部浸润麻醉。

a. 电灼深度不可超过真皮浅层（约1mm），边操作边用棉球擦拭，直到原文眉变浅或消失。

b. 术后用纱布按压，以减少出血，创面涂烧伤软膏少许。

c. 保持创面清洁干燥，术后可理疗，促进创面愈合。

d. 术后7～10天痂皮自然脱落，不可硬揭。术后15天左右局部发痒，1个月后有新眉长出。

e. 如一次去除效果不佳，间隔半年后可行第二次去除，深度不超过真皮浅层，避免损伤毛囊。

（2）去除失败眼线步骤

① 签署手术协议书。

② 常规皮肤消毒，局部浸润麻醉。

③ 先按照文眼线的正规位置进行文饰，再用电针去除不良眼线，控制深度，避免损伤睫毛囊。

④ 如上下眼线同时修补，应按先上眼线，后下眼线，再外眦角的顺序进行，以免色料涂染创面。

⑤ 创面涂烧伤软膏，干燥，暴露创面。

（3）去除失败唇步骤

① 签署手术协议书。

② 局部消毒、麻醉。

③ 对多余的文饰部位进行电灼，不可过深，以免产生瘢痕。

2. 电灼褪色法的适应证

① 双侧眉型不对称、颜色不佳者。

② 眉头过粗、过方、生硬者。

③ 眼线形状、颜色不佳者。

④ 上下眼线位置偏离睫毛根部者。

⑤ 眼线过重、夸张、洇色、边缘不整齐者。

⑥ 唇线形状不佳、文色发黑者。

五、其它失败文饰去除术

1. 覆盖法（再文饰法）

在原有的失败文饰或者受伤的瘢痕上面再文上新的图案。需要注意原有文饰或瘢痕必须超过一年时间，否则不能重新覆盖。

2. 激光去除术

通过激光瞬时发射的高能量，穿透眉部皮肤，将色素颗粒在强大的激光照下碎裂，消除色素颗粒，不留瘢痕。

3. 手术去除法

用手术的方法，部分切除皮肤修正眉型，但极易造成瘢痕。

4. 化学剥脱法

通过腐蚀剥脱表皮达到褪色的目的。

参考文献

[1]林茂昌，徐小平，王晓明，等．现代眉眼唇美容文饰学．西安：世界图书
出版公司，1999.

[2]孙玉萍，郗虹．文饰美容技术．北京：学苑出版社，2000.